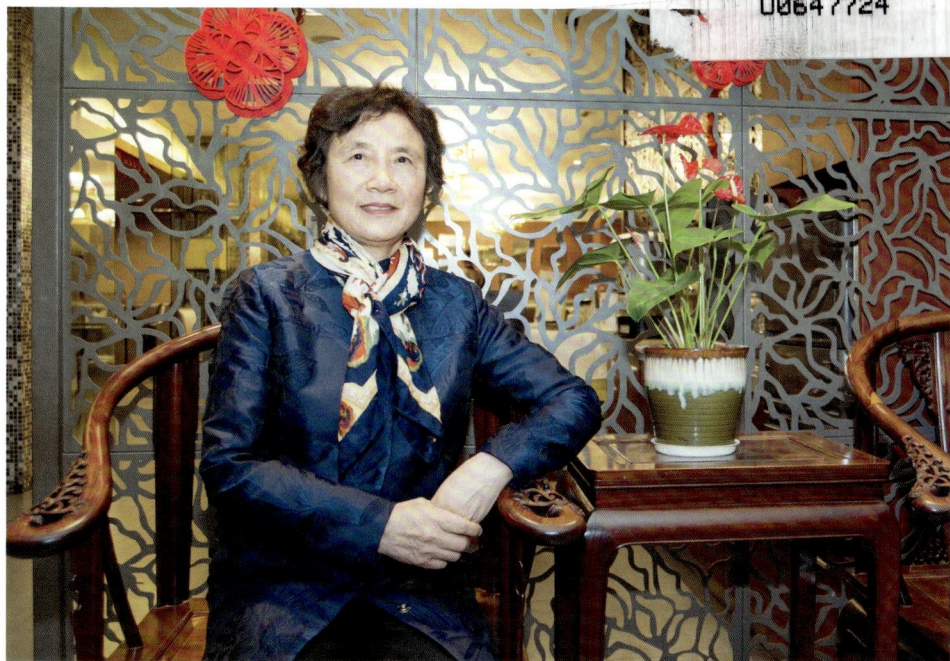

　　盛丽先　浙江中医药大学教授、主任中医师、硕士生导师。浙江省名中医，浙江省优秀教师。第五批全国老中医药专家学术经验继承工作指导老师。从事中医儿科学教学、临床、科研工作五十余载，擅长治疗小儿呼吸、消化及泌尿系统疾病，尤其在小儿慢性咳嗽、哮喘及肾脏疾病的诊治方面拥有丰富的临床经验。学术上重视顾护脾胃、斡旋中土，以适应小儿脾常不足之特性；临床上善于运用和法治疗儿科病证，以适应小儿易寒易热、易虚易实之病理；处方用药轻灵活泼，以适应小儿脏气清灵、随拨随应之生理。承担"小儿肾病综合征的诊断与治疗"等省部级课题十余项，发表学术论文五十余篇，出版《小儿病中医保健》《盛丽先儿科临证经验》《盛丽先儿科临证医方集解》等学术著作十余部。

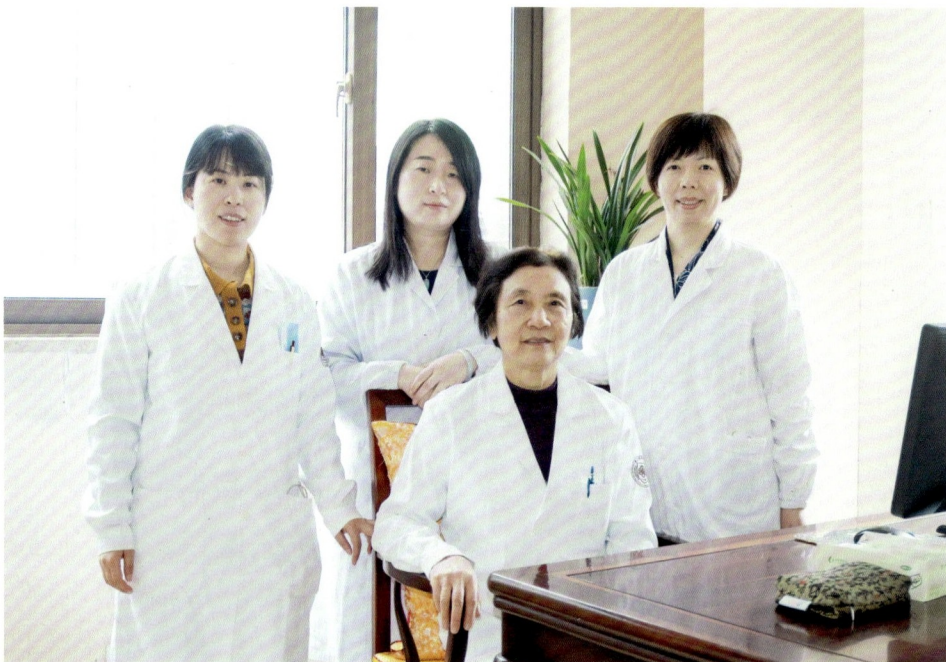

主编连俊兰（后排中）、副主编白月双（后排左一）、王海云（后排右一）与盛丽先教授合影

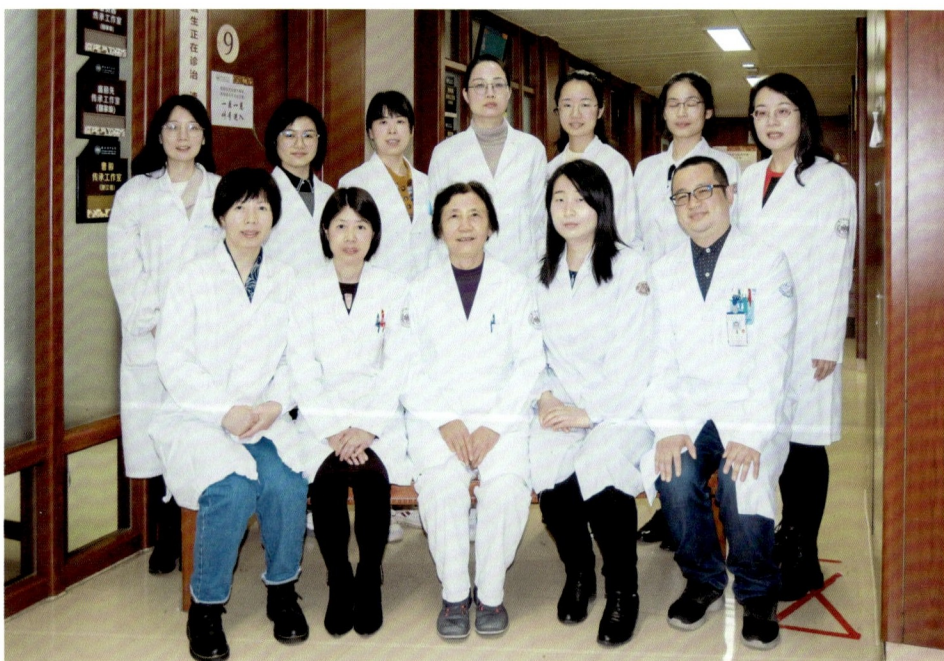

传承创新，编委齐聚盛丽先传承工作室

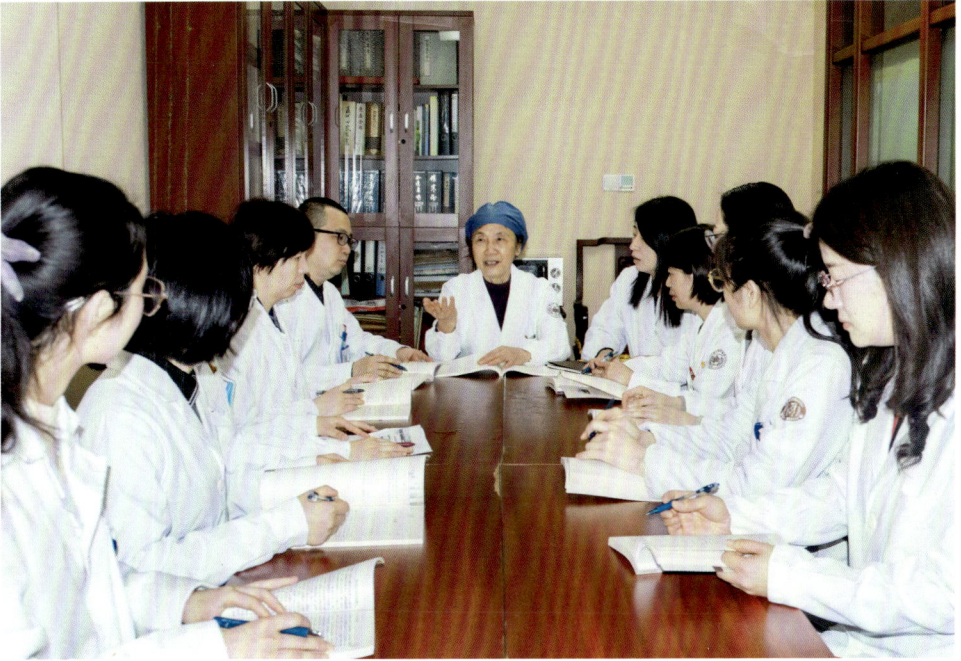

传道授业，盛老师组织疑难病例讨论

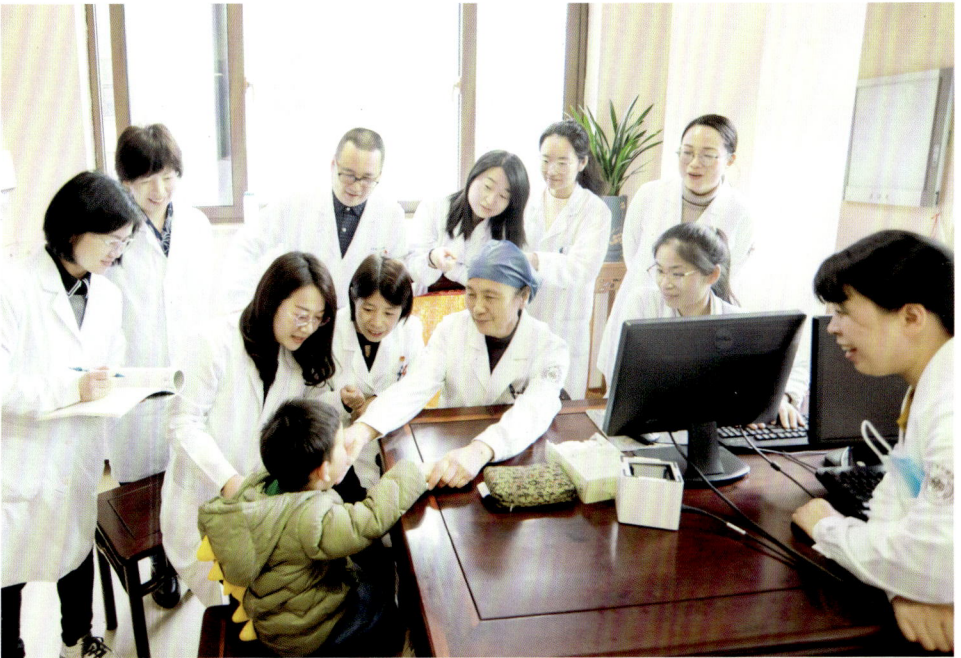

学以致用，众编委跟随盛老师临证学习

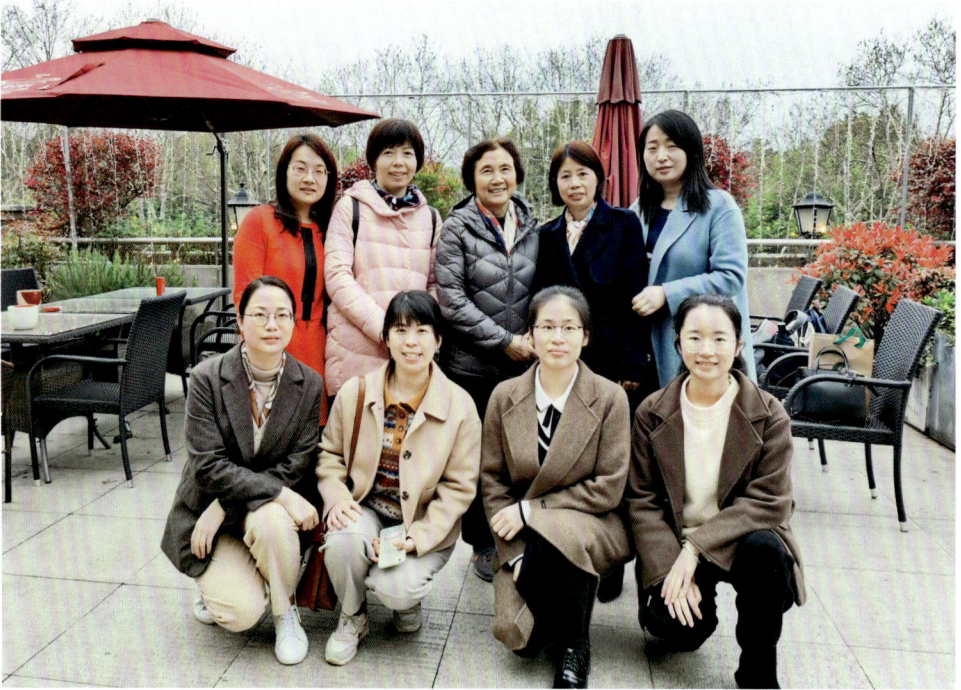

即将收稿，编委相聚共商讨

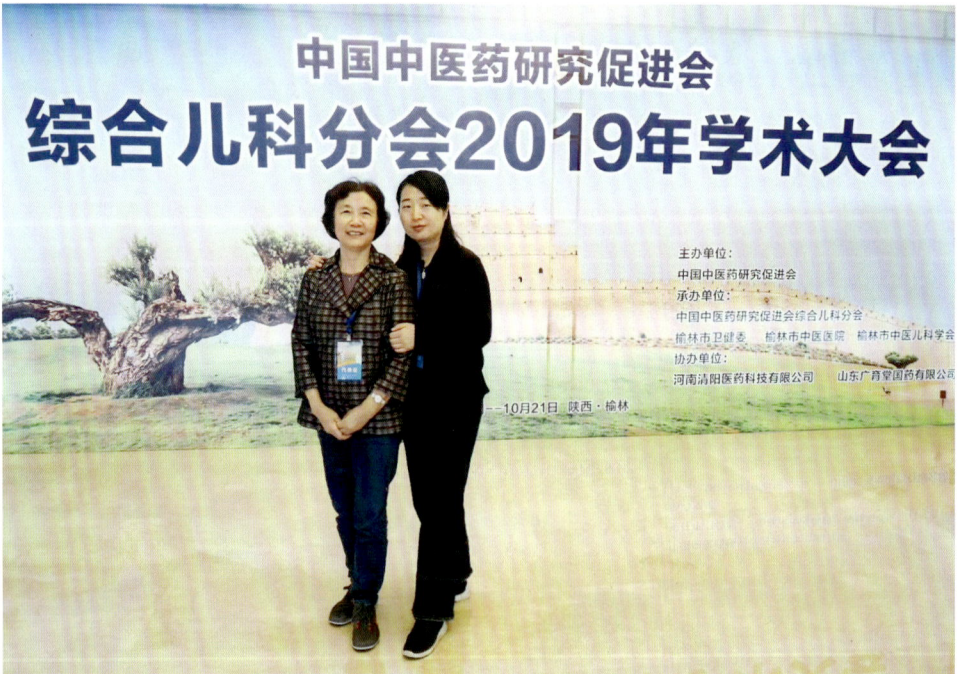

学术交流，主编在国家级学术会议上发言，并与盛老师合影

盛丽先儿科师承临证实录

主　审　盛丽先　朱永琴
主　编　连俊兰
副主编　白月双　叶　龙　王海云

ZHEJIANG UNIVERSITY PRESS
浙江大学出版社

图书在版编目（CIP）数据

盛丽先儿科师承临证实录 / 连俊兰主编. —杭州：
浙江大学出版社，2021.8
ISBN 978-7-308-21481-0

Ⅰ.①盛… Ⅱ.①连… Ⅲ.①中医儿科学－中医临床
－经验－中国－现代 Ⅳ.①R272

中国版本图书馆 CIP 数据核字（2021）第 110831 号

盛丽先儿科师承临证实录

主　　编　连俊兰

副主编　　白月双　叶　龙　王海云

责任编辑　冯其华(zupfqh@zju.edu.cn)　　张凌静
责任校对　季　峥
封面设计　周　灵
出版发行　浙江大学出版社
　　　　　（杭州市天目山路 148 号　邮政编码 310007）
　　　　　（网址：http://www.zjupress.com）
排　　版　浙江时代出版服务有限公司
印　　刷　浙江省邮电印刷股份有限公司
开　　本　710mm×1000mm　1/16
印　　张　11.75
彩　　插　2
字　　数　200 千
版 印 次　2021 年 8 月第 1 版　2021 年 8 月第 1 次印刷
书　　号　ISBN 978-7-308-21481-0
定　　价　58.00 元

《盛丽先儿科师承临证实录》
编委会

主　审：盛丽先　朱永琴

主　编：连俊兰

副主编：白月双　叶　龙　王海云

编　　委（按姓氏拼音顺序排列）：

白月双（江苏省第二中医院）

傅大治（杭州市第一人民医院）

郝永龙（山东中医药大学第二附属医院）

洪建英（浦江县人民医院）

胡　芳（浙江省中医院）

胡岐芳（象山县中医医院医疗健康集团）

李吉意（浙江中医药大学）

李瑞琦（浙江中医药大学）

连俊兰（杭州市红十字会医院）

林　翔（宁波市妇女儿童医院）

钱孝静（浙江中医药大学）

王海云（浙江省立同德医院）

王其莉（浙江省中医院）

王　庆（浙江中医药大学附属第二医院）

王　艳（浙江省中医院）

杨雯雯（仙居县人民医院）

叶　龙（温州市中西医结合医院）

朱秋萍（嘉兴市第二医院）

插　画：郝永龙

序

2002年9月,在丹桂飘香的金秋时节,连俊兰从千里之外的三晋大地来到美丽的西子湖畔,在浙江中医药大学开始了梦寐以求的中医儿科硕士研究生求学生涯。三年中,她全面、系统地学习了中医经典理论、中医儿科各家经验专著,提高了中医基础水平,同时融入浙江中医药大学附属第一医院(浙江省中医院)儿科的住院和急诊工作中。她跟随我出诊、查房,帮助我查阅儿科相关资料、备课、批改本科学生作业、撰写讲稿以及制作演示文稿,系统学习了西医儿科的理论和常见病诊治及相关操作技能;在儿科余勤教授的指导下,学习了科研课题的申报、操作技能、实验方法及统计学处理等有关中医实验科学的理论方法和实践技术,为日后中医临床和科研打下了良好的基础。

2005年6月,俊兰顺利通过论文答辩,以优异的成绩毕业,获得硕士学位,并分配至杭州市红十字会医院儿科工作。在杭州市红十字会医院邵征洋教授的指导和提携下,从事儿科临床和科研工作,其间又不断学习西医儿科知识,应用中医辨证来治疗西医儿科疾病,并获得了较好的疗效。在充分运用口服汤药的同时,她还积极开展小儿推拿、穴位贴敷、艾灸等中医外治疗法,深受广大家长和患儿的喜欢。在临床工作的同时,积极提高科研水平,自参加工作以来,主持和参与了多项厅局级课题,在国内一级期刊上发表学术论文5篇。

作为一名儿科医师,俊兰深知不仅要有过硬的专业技能,而且要有一颗孩子般的童心和不断科普育儿知识的热心,让患儿不惧怕医生,让家长懂得更多日常养护孩子的中医知识。为此,她创建了自己的个人公众号——君子兰中医,不定期推出育儿科普知识,相关作品曾获得2017

年浙江省优秀中医药健康文化科普作品,还获得第四届全国悦读中医活动"悦读中医好感悟"奖。

2018年,连俊兰组织"盛丽先全国名老中医药专家传承工作室"的师兄弟姐妹们对我们以往诊治的儿科医案进行了整理。整理的过程也是再读书的过程,通过回顾、分析、讨论、答辩、随访,他们不仅复习了中医理论知识,更是总结了几年来师生诊治中的经验和失误,从中精选了部分医案,编撰了这本《盛丽先儿科师承临证实录》。他们对所撰写的每一个医案都反复、细致修改,少则二三遍,多则十余遍,最后交予我审阅。在阅读书稿的过程中,我深深感受到了全书字里行间无不渗透着一群青年儿科医师对中医的探索和热爱。该书精选医案注重临床,中西合参,深入剖析并善于总结。希望该书的出版能拓宽广大儿科医师的临证思维,提高中医辨证论治能力。

绵延后学,惠泽稚子,乐而为序。

浙江中医药大学教授

盛丽先

2020年农历庚子冬至

前　言

又是一个收获满满的金秋时节，蓦然回首，求学从医二十余载的情景历历在目。2002 年，我从华北来到江南名城杭州，说不上雄心壮志，但对未来充满了憧憬。第一次见到我的研究生导师盛丽先教授是在浙江中医药大学校园内，她站在一个宣传栏前，正聚精会神地看着上面的内容。盛老师神采奕奕，精神矍铄，难以想象那时已年近花甲。跟师 3 年，盛老师在学业上谆谆教导我，在生活上给予我无限温暖和关怀。她严谨认真又和蔼可亲，于我而言，盛老师是学术导师，也是母亲般的亲人。

盛老师对待每位就诊者都体现着大医精诚的理念，每每想起跟诊时的画面，都被盛老师的无私奉献精神所感动。3 年研究生生涯很快结束，能留在杭州，留在老师身边，继续跟师学习，实属幸事。2011 年，盛老师被人力资源社会保障部、卫生部及国家中医药管理局评定为第五批全国老中医药专家学术经验继承工作指导老师，后又相继成立浙江省盛丽先名老中医药专家传承工作室、盛丽先全国名老中医药专家传承工作室。盛老师常常组织开展经典学习、专题讲座、病例分析等学术活动。在杭州市红十字会医院工作的十几年间，我时常参加盛老师组织的学习活动。这些活动使我的中医儿科诊疗水平得到了很大的提升。实践—学习—再实践，在盛老师的指导下，工作室成员通过不断学习、总结老师的经验，最终形成了盛丽先中医儿科的学术特点——善用和法、巧用风药、鼓舞中州，并相继撰写出版了《盛丽先儿科临证医方集解》和《盛丽先儿科临证经验》两部著作。作为副主编及编委，我在编写的过程中进一步厘清了儿科临证诊疗的辨证思路。

"读书与临证、温故而知新、继承与发扬"是盛老师的治学座右铭。在读研期间,盛老师就给我们列出了一份书单,要求我们精读《蒲福周医案》《丁甘仁医案》《马莲湘儿科精华述评》等中医大家的著作,这些著作使我在临证辨证诊疗方面受益匪浅。跟师以来,我深感盛老师的教导有益,时常心生总结老师医案的想法,这不仅可以总结、归纳现存医案,更好地提高临床诊治水平,而且能为中医儿科爱好者乃至后世医者,尤其广大儿科从业者留下宝贵的学习资料。于是,我便向盛老师道出了自己的想法,盛老师非常高兴,并给予我大力支持。她说:"你主动愿意写书,是一件好事,写一本好书也可以对你自己各方面尤其学术方面有很好的提升。但是写书不容易,很辛苦,你要做好心理准备啊。"盛老师的话犹在耳边,她和我在一起,身体力行,教导我坚持再坚持,不能放弃。《盛丽先儿科师承临证实录》一书从初稿到最后定稿,历时 2 年余。其间,盛老师对每篇文章中存在的问题一一指正,特别在新型冠状病毒肺炎疫情期间,她又对医案进行了细致的修改,如鼻窦炎医案,修改达七次之多,电话、微信、手写拍照、见面沟通……每一次交流都使我们的思路越来越清晰明了。如今,在工作室同门们的共同努力下,本书终于要正式出版了,感慨万千。在此,我深深感谢年过七旬仍忙碌在临床一线的盛老师的精心指导,感谢工作室负责人朱永琴教授的大力支持,也感谢同门兄弟姐妹们的帮助。同时,还要特别感谢我的另一位学术指导老师——浙江省名中医、杭州市红十字会医院副院长、浙江省中医药学会儿科分会副主任委员、杭州市中医药协会儿科专业委员会主任委员邵征洋教授,自我在杭州市红十字会医院工作以来,他在业务、学习上给予我诸多指导、鼓励和帮助。希望本书对中医儿科同仁们在学习、总结名老中医经验和临证思路方面有所帮助与启迪。

由于时间和水平有限,书中难免有不当和疏漏之处,敬请指正,以期再版时更正、补遗。

李伯英

2021 年 8 月 30 日

目　录

柴葛解肌汤治疗外感发热

一、医案实录

患儿,王某,女,9岁。2019年12月20日初诊。

【主　诉】　发热4天。

【病史摘要】　4天前受凉后开始发热,体温高达39.0℃(耳温),恶寒无汗。家长给予服用布洛芬混悬液、金莲花泡腾片,出汗后热退,复又升高,咳嗽不剧烈,咳出黄痰,咽痛,胃纳欠振,大便3天未解。平素胃口佳,极易积食。素有喘疾。

【体格检查】　一般情况可,气平,咽部充血,双侧扁桃体Ⅱ度肿大,心肺听诊无殊。

【辅助检查】　血常规＋超敏C反应蛋白:白细胞计数$11.0×10^9$/L,中性粒细胞百分比61.9%,淋巴细胞百分比28.4%,血红蛋白140g/L,超敏C反应蛋白正常。胸部平片:肺纹理增多增粗。

二、四诊合参,选方用药

【四诊摘要】　发热4天,恶寒无汗,咽痛,咳嗽不甚,胃纳欠振,大便3天未解,咽红,面红,口唇略干,舌质红,苔黄腻,舌中为主,脉浮数。

【中医诊断】　感冒(外感风寒,入里化热)。

【辨证分析】　小儿肺常不足,易感外邪。患儿受凉后,风寒束表,卫阳被遏,邪不得外泄而发热无汗,腠理失于温煦而恶寒,表寒逐渐入里化热,故见发热加剧,面红,咽痛,唇干,便干。肺气失宣而见咳嗽。患儿素易积食,小儿外感易夹滞,又口服寒凉药物伤及脾胃,故胃纳欠振。舌质红,苔黄腻,舌中为主,脉浮数均为表证未解,入里化热之象。

【治　法】　发汗解表,清透里热。

【方　药】　柴胡10g,黄芩9g,葛根20g,羌活9g,白芷9g,桔梗6g,甘草6g,牛蒡子9g,生石膏20g,紫苏叶6g,芦根15g,炒鸡内金9g。3剂,水煎,早晚分服。

二诊:服药2天,体温仍有反复,最高达39.0℃,咳黄痰,大便通畅。精神好,胃纳一般,咽红,乳蛾肿大,面色红润,口唇不干,舌质红,苔薄腻,脉数。嘱家长中药一剂分2次煎,头煎服用后2小时未发汗,马上服用二煎;同时中药泡脚,服用小米粥助发汗。未更方,续用前方。

三诊:热退,咳嗽好转,胃纳较前增加,大便通畅,偏稀,精神好,舌质红,苔薄腻,脉数。

【方　药】　柴胡9g,姜半夏9g,桔梗9g,炙甘草6g,黄芩6g,浙贝母10g,苦杏仁6g,炙麻黄6g,茯苓9g,陈皮6g,炒谷芽9g,炒枳壳6g,大枣6g,生姜2片。3剂,水煎,早晚分服。

电话回访,3剂后痊愈。

三、读书临证,医理切磋

盛师:临床上应用柴葛解肌汤治疗小儿外感发热可取得较好的疗效。上面是诊治的其中一例,做了详细记录,辨证分析,诊治思路清晰,学习方法很好,日积月累,一定会在临床中有更大的收获和体会。今天我们针对这一案例,大家讨论一下,加深理解,以便今后更好地将柴葛解肌汤应用于临床。我先提个问题,柴葛解肌汤用于外感风寒入里化热的三阳同病,临床表现寒轻热重之证。方歌曰:陶氏柴葛解肌汤,邪在三阳热势张。太阳表证表现在哪里?

连俊兰:老师,患儿虽发热4天,但仍有恶寒无汗的情况,恶寒无汗既是太阳表证的主要症状,又是太阳表证发热不退的主要原因。

盛师:对。太阳表证主要表现在患儿仍有恶寒。恶寒是外感风寒表证的一个临床特点,且恶寒无汗与发热呈正相关。

王海云:老师,我发现发热并非都是热证,表寒证发热,体温同样会很高,不能用体温来判断寒热证。体温高并非都要用清热药,提醒我们今后不能随便对感冒初期的发热患者使用苦寒清热的中成药。中成药也需要辨证使用。

盛师:是的,不要一见高热就认为是热证,更不能以体温高来评判患儿就是热证。

傅大治:该患儿发热,面红,咽痛,便干,舌红,脉数,与《伤寒论》阳明病的热证有什么不同呢?

盛师:这一问题问得很好,这些症状是热的表现,但我认为不是《伤寒论》六经辨证中阳明病的里热实证。《伤寒论》第180条曰"阳明之为病,胃家实是也",指出阳明病有两大证型:一是阳明病热证,即白虎汤证;二是阳明病实证,即承气汤证。患儿出现的热是三阳经脉受病,未侵入内部脏腑,故病邪尚在表,仍可从汗而解。此热不是阳明病的热证,从六经分证相对来说,三阳经为表,三阴经为里;从三阳经相对来说,太阳为表,阳明为里,其发热属三阳同病,但病位尚在三阳经属表,故仍可以发汗解肌,透邪达表的汗法为主。柴葛解肌汤切合这一病机。这里大家再读读《素问·热论》,可以加深对热证的辨析。

白月双:老师,那既然不是阳明病热证,为什么还要用清阳明热的石膏呢?

盛师:石膏性寒,能清肺胃之热,除清热外,其味辛甘,辛甘发散为阳,能解肌达表,促使邪热从汗而解;不像大青叶和板蓝根等苦寒清热解毒药,使热从下泻,且易化燥伤津。况且柴葛解肌汤中石膏用量甚少,原书仅用一钱(约3.3g),临床上我们可以根据患儿寒热轻重及体质情况决定石膏取舍及用量。该患儿素体阳热,咽痛,苔黄腻,脉数,石膏量可以适当增加。事实也说明了这一点。关于这个问题,大家可以读读《医宗金鉴》中有关对柴葛解肌汤的解读。

洪建英:关于陶氏柴葛解肌汤,其用于外感风寒,入里化热,太阳少阳阳明同病,但这里我并未见典型的少阳证,比如胸胁苦满,口苦,咽干,目眩,三阳证是不是缺乏少阳证呢?

连俊兰:这个问题是否可以这样考虑,此例少阳是受其他二阳之累,虽未见典型的少阳证,但患儿原胃口极佳,现有胃纳不振,咽痛也有可能是表达不准确。《伤寒论》第263条少阳病提纲:"少阳之为病,口苦、咽干、目眩也。"第96条:"伤寒五六日,中风,往来寒热,胸胁苦满,嘿嘿不欲饮食,心烦喜呕,或胸中烦而不呕,或渴,或腹中痛,或胁下痞硬,或心下悸,小便不利,或不渴,身有微热,或咳者,小柴胡汤主之。"第96条补充了第263条少阳病提纲,往来寒热,嘿嘿不欲饮食亦为少阳证。

盛师:关于这个问题,历代医家也有争议,我比较认同清代汪昂《医方集解》的解读,大家可以再看看。

王海云:老师,柴胡和葛根的用量如何把握?

盛师:该方中柴胡和葛根为君药,要重用,柴胡 10~12g,葛根 20~30g;白芷和羌活为臣药,辛凉配辛温而解三阳之热。这四味药最重要,我的退热五味药经验方中也包含了这四味药。其他药物的剂量可按照一般量。

盛师:外感发热是小儿常见的肺系疾病,发病率高。与成人不同,小儿感冒有其自身的特点,你们还记得吗?

连俊兰:我看过《盛丽先儿科临证经验》这本书,记得小儿感冒的特点有三:一为易夹痰、夹滞、夹惊;二为易表里同病,寒热夹杂;三为易虚实夹杂,迁延不愈。这个病例就是表里同病吧。

盛师:你说的没错,儿科医师应该对小儿的生理特点了然于胸,临证时注意和疾病相联系,灵活应用,不能死记硬背,用条条框框开处方。这个患儿有高热、恶寒无汗,脉浮之邪在表的征象,同时因小儿易表里同病,寒热夹杂,出现大便干燥,咽红、扁桃体肿大、面红、唇红、舌质红等内热之象,应及时抓住病症要点,不可疏忽。

白月双:对于小儿感冒易夹滞,上大学的时候老师就反复强调过。后来跟诊中也发现,老师经常会在解表之后使用一些健脾助运的中药。我在后来的临床中也发现小儿的确更容易肺脾同病,感冒后很快出现消化系统的症状,这似乎和西医的胃肠型感冒相似。我们是不是可以在感冒初起解表的同时运脾,未病先防呢?

盛师:这个问题还是要因人因证因病而异。我的老师马莲湘老先生在小儿四诊中尤重望诊,而在望诊中尤重舌苔。对感冒患儿,我们可以以舌苔为要来决定是否在病初即加用运脾、消导之法。

连俊兰:关于方中的牛蒡子,我有些认识。牛蒡子属于菊科草本植物牛蒡的成熟果实,因为牛的力气大,所以医家们又叫它大力子。其性寒,味苦,归肺经、胃经,一般认为它具有疏散风热、宣肺透疹、解毒利咽的功效。近日我读《张锡纯医案》学习到牛蒡子能降肺气、胃气之逆。著名的资生汤中就有牛蒡子和山药相配伍,一清一补,清肺热,健脾胃,止嗽定喘。近代名医岳美中、施今墨也都对此十分认可,认为此药对脾胃不足,肺气虚弱,痰湿内生之胸膈满闷,咳痰不畅,喉中哮鸣如水鸡声等症有效。这个患儿素有喘疾,又极易积食,小儿感冒易夹痰夹滞,故这里的牛蒡子一药三关,既能散风热,利咽喉,又能降肺气,止嗽定喘,还能健脾胃。值得我们好好学习。

盛师:很好,从读书中学,从前医中学,从临床实践中学,我们就是要在不断学习中积累知识,在不断实践的成败中汲取经验和教训,为提高临床能力、造福广大儿童而努力。

(连俊兰诊治、整理)

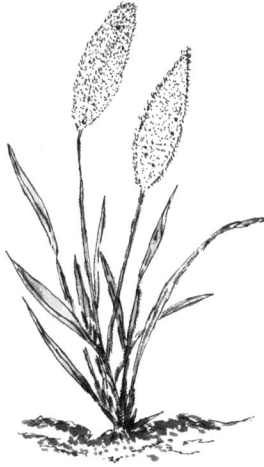

白茅根

己亥年六月廿九

葛根汤治疗外感发热

一、医案实录

患儿,胡某,男,5岁。2017年1月23日初诊。

【主　诉】 发热2天。

【病史摘要】 2天前无明显诱因出现发热,体温峰值40.2℃,恶寒,无汗,烦躁,周身不适,肩背痛,鼻塞,流清涕,偶咳。服用布洛芬混悬液后少量出汗,体温略降,2～3小时后体温复升,胃纳欠振,大便每日一行。至当地医院就诊,甲型流感病毒抗原阳性,诊断为"流行性感冒",予抗病毒西药治疗。患儿既往有哮喘、化脓性扁桃体炎病史,因对抗生素过敏,平时多以中药治疗。此次家长担心过敏不敢服用,转诊中医。

【体格检查】 唇舌偏红,干燥,咽稍红,扁桃体Ⅱ度肿大,无渗出,心肺听诊无殊,舌红,苔白腻,脉浮数紧。

【辅助检查】 血常规＋超敏C反应蛋白:白细胞计数$8.9×10^9$/L,中性粒细胞百分比61.9%,淋巴细胞百分比28.4%,血红蛋白120g/L,血小板计数$200×10^9$/L,超敏C反应蛋白正常。呼吸道四联检测:甲型流感病毒抗原阳性。

二、四诊合参,选方用药

【四诊摘要】 发热2天,恶寒,无汗,周身不适,肩背痛,咳嗽不甚,鼻塞,流清涕,胃纳欠振,咽稍红,口唇红,干燥,舌质红,苔白腻,脉浮数紧。

【中医诊断】 感冒(外感风寒,入里化热)。

【辨证分析】 时行感冒,邪犯太阳,风寒束表,腠理闭郁,致高热反复,恶寒无汗,经脉受邪,气血运行不畅,故周身酸痛,表寒逐渐入里化热,故见咽红,唇红干。肺气失宣而见咳嗽,流涕。舌质红,苔白腻,脉浮数紧均为风寒在表,入里化热之象。

【治　法】　发汗解表,清热利咽。

【方　药】　葛根 30g,炙麻黄 6g,桂枝 9g,炒白芍 12g,大枣 10g,生姜 6g,生甘草 6g,柴胡 12g,黄芩 6g,白芷 9g,羌活 9g,桔梗 6g,苦杏仁 9g。2 剂,常规煎汁 400ml,每 1～2 小时服 100ml 左右。

电话回访,服药一剂后汗出,体温逐渐下降,12 小时后体温降至 38.1℃。24 小时后服第二剂第一汁后热退,未复升,哮喘未发。

三、读书临证,医理切磋

盛师:临床上小儿外感发热较多,尤其每年冬春季节的流行性感冒,更是容易高热持续不退,家长多习惯看西医,认为中医不能治疗急症,其实中医退热速度不比西医慢,这个案例是运用葛根汤合柴葛解肌汤退热的一个医案。柴葛解肌汤之前已讨论,今天我们针对葛根汤,大家讨论一下,加深理解,以便今后更好地将葛根汤应用于临床。

盛师:葛根汤和柴葛解肌汤临床上如何辨证使用呢?

王海云:《伤寒论》第 31 条:"太阳病,项背强几几,无汗,恶风,葛根汤主之。"葛根汤由桂枝汤加葛根、麻黄组成,主治太阳病,外感风寒,经气阻滞证,以发热,无汗,恶风或恶寒,项背拘急不舒,脉浮为辨证要点。我们常用的柴葛解肌汤出自《伤寒六书》,由柴胡、黄芩、葛根、羌活、白芷、桔梗、白芍、甘草、生姜、大枣、石膏(一钱)组成,主治风寒感冒,郁而化热。为太阳、阳明、少阳三阳合病。以恶寒渐轻,身热增盛,头痛,眼眶痛,鼻干,脉浮微洪为辨证要点。太阳表证未入里者,不宜用本方。如外感风寒,虽表证明显,但已有入里化热之象,可两方合用。

盛师:是的。葛根汤用于太阳伤寒,经输不利。太阳病是外感病的初期阶段,正邪相争于肌表,治疗宜用汗法。柴葛解肌汤则用于三阳合病。该患儿发热恶寒无汗,太阳表证明显,且有入里化热,故以葛根汤合柴葛解肌汤解表散寒为主,佐以清热药,使邪从表解,汗出热退。

王海云:既然是太阳伤寒,那为什么不直接用麻黄汤加葛根发汗呢?

盛师:经脉是气血的通路,太阳表邪不解,经脉受邪,气血运行不畅,经输为之不利,因而出现项背强几几的证候。葛根汤所治虽为表,实经输不利,但也有筋脉失滋,拘紧不柔,用麻黄汤加葛根易造成汗多津伤,达不到滋津润燥、缓和筋脉拘挛的目的。因此,选用桂枝汤加麻黄、葛根(葛根汤),既可发汗散寒,又不致大汗伤津;同时有白芍、甘草、大枣酸甘化阴,以缓和筋脉之急。

连俊兰:《伤寒论》第32条:"太阳与阳明合病者,必自下利,葛根汤主之。"提到葛根汤治疗下利,临床上该如何辨证使用?

盛师:太阳与阳明经表同时感受风寒邪气,太阳表邪不解,阳明里气抗邪于表,不能顾护于里,致里气升降紊乱出现下利,下利为水样便,一般无腹痛后重。主证为自下利。此时治法宜发汗解表,升阳止利,用葛根汤。葛根不仅能解肌发表,而且能入脾胃,升发清阳,鼓舞胃气,善治泄利。因此,本方治二阳合病自下利者最为合适。辨证关键为表实无汗。

傅大治:葛根汤里是生麻黄,这里为什么选炙麻黄?而且既然要发汗,我们应该选生麻黄吧?

连俊兰:是的,原方中确实是生麻黄,该患儿有哮喘史,为防其哮喘因此次外感引发,盛老师改用炙麻黄,同时配伍苦杏仁、甘草,乃三拗汤意,而且方中配有羌活、白芷,皆为辛温解表药,可助发汗,弥补炙麻黄发汗不足。

王其莉:葛根汤与桂枝加葛根汤如何选择运用?两个方剂就相差一味麻黄。

盛师:先看条文"太阳病,项背强几几,无汗,恶风,葛根汤主之""太阳病,项背强几几,反汗出恶风者,桂枝加葛根汤主之"。从条文中可以看出,两方同治项背强几几,葛根汤的主证是无汗,恶风,即通常所说的表实证。桂枝加葛根汤的主证是汗出,恶风,即表虚证。先了解什么是表证。大家都知道太阳是主表的,所以外来的邪气侵袭人体时,先从太阳开始,正气抗邪气于体表,病位就在体表,这一系列的病理变化,如头项强痛,恶寒,脉浮就叫做表证。那么,又如何区分表实与表虚呢?太阳病有太阳中风证和太阳伤寒证。从邪气性质来说,寒邪属阴,风邪属阳。但是,不仅要强调外因的不同,而且还要和人的体质结合起来。人的体质有虚实之别,被外邪所伤也有强弱之分。弱者就容易患中风,即所谓的表虚证;强者就容易患伤寒,即所谓的表实证。两者之间的关键鉴别点就是,一个有汗,一个无汗,有汗的为太阳中风证,无汗的为太阳伤寒证。虽然还有其他鉴别点,但是最主要的还是有汗、无汗。

连俊兰:那临床上凡是外感风寒为主的表实证,无论感冒、鼻炎、鼻窦炎都可以运用葛根汤？

盛师：是的，这也体现了异病同治的思想，风寒外束的过敏性鼻炎、鼻窦炎，无论急慢性，均可用葛根汤加减。过敏性鼻炎患儿多为肺气虚，可葛根汤去麻黄，加玉屏风散、茯苓等；过敏性鼻炎若又外感风寒，可葛根汤加石菖蒲、细辛、川芎等；鼻涕白黏、量多，苔白腻为风寒夹脾湿，酌加姜半夏、茯苓、陈皮、石菖蒲等；鼻窦炎鼻塞浊涕甚，可合苍耳子散、黄芩、鱼腥草等；鼻窦炎脓涕多者，去麻黄，酌加冬瓜子、芦根、桃仁等。

王其莉：我看到用葛根汤治疗睑腺炎的文章，睑腺炎多见于内有郁热的儿童，选方多以清热平肝的药物为主，选葛根汤有哪些依据？

王海云：睑腺炎是眼睑腺的急性化脓性炎症，俗称"偷针眼"，由葡萄球菌感染所致，表现为眼睑皮肤局部红、肿、热，可触及硬结，有压痛。严重者球结膜面充血，并有脓点，发热。脓点形成者，西医多手术治疗，切开排脓，因其容易反复发作，患儿痛苦不堪。中医辨证认为与外感风邪、肝脾伏热、脾胃积滞有关，治疗多采用疏风散邪，清热消积为主。眼的胞睑在中医"五轮学说"中属肉轮，上胞属脾，下胞属胃，足太阳膀胱经起于目内眦，足阳明胃经旁行入目内眦与足太阳经相交。睑腺炎患儿平素多内有郁热积滞，外感风寒后，风寒外束，积热不得外发，上逆于眼睑，而致睑腺炎反复发作。应用葛根汤为主解表散寒，热郁发之，从表达邪，再酌加消积运滞之品，表里同治，我在临床上运用，效果还是不错的。

连俊兰：这里葛根的量用到 30g，关于葛根的用法用量，请盛老师给我们讲一讲。

盛师：关于葛根，我们在前面的柴葛解肌汤中也有讨论。葛根味甘、辛，性凉，归脾、胃、肺经，具有解肌退热，透疹，生津止渴，升阳止泻的功效。解肌退热、透疹、生津宜生用，升阳止泻宜煨用。《本草纲目》曰"轻可去实，麻黄、葛根之属。盖麻黄乃太阳经药，兼入肺经，肺主皮毛；葛根乃阳明经药，兼入脾经，脾主肌肉。所以二味药皆轻扬发散，而所入迥然不同也"，指出麻黄和葛根两味药同样清阳发散，但发散的起点不同，一个善于发散肺与太阳膀胱经之表邪，一个从脾胃肌肉与阳明经发出来。《伤寒论》所载葛根汤中的葛根四两，桂枝加葛根汤中的葛根也是四两，葛根黄芩黄连汤中的葛根半斤。上海中医药大学柯雪帆教授根据 1981 年考古发现汉代度量衡器"权"，以此推算古方剂量，解决了历史上古方剂量的一大疑问，对仲景学说的教学、科研、临床应用意义重大。我们根据柯雪帆教授归纳整理的资料并经反复称量核实知一两等于 15.625g，一斤等于十六两。按此折算剂量，葛根汤和桂枝加葛根汤中葛根的量均为 62.5g。我们在儿科临床上常用量为葛根 15～30g，麻黄 3～9g，桂枝 6～9g，白芍 6～12g，炙甘草 3～6g，生姜 3～6g，大枣 10～15g。每个医生可因人、因症、因时适当调整。

李吉意：市面上有很多葛根粉销售，宣传了各种功能，是不是可以作为保健品长期服用呢？

连俊兰：葛根为药食同源之品，不只是一味中药，的确也可以是一种食材。但因其性凉，脾胃虚寒者不可多食。而且葛根的不同功效多在不同组方配方中发挥，故不可乱用。

（盛丽先诊治，王海云整理）

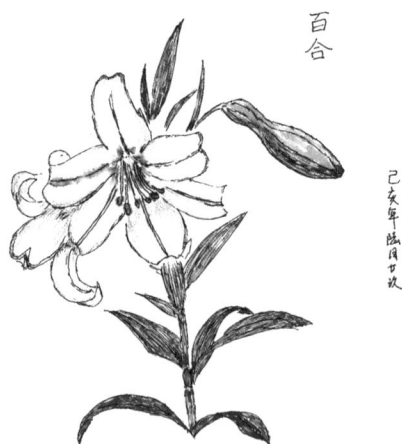

百合

升降散治疗急性化脓性扁桃体炎

一、医案实录

患儿,陈某某,女,10 岁。2017 年 11 月 13 日初诊。

【主　诉】　发热 2 天。

【病史摘要】　患儿 2 天前无明显诱因出现发热,最高体温 39℃,伴有咽痛,偶有咳嗽,流脓涕,夜间打鼾,无恶寒、寒战,无呕吐、腹泻,要求中医治疗来就诊。

患儿发病后胃纳差,大便两日未解,夜寐安。

既往史:患儿 2 年前开始出现反复扁桃体化脓,1~2 个月 1 次,均使用抗生素治疗。平素喜荤少素,口渴多饮,大便难,小便黄浊。

【体格检查】　体温 38.1℃,神清,精神可,全身未及明显肿大淋巴结,咽部充血,双侧扁桃体Ⅲ度肿大,可见脓性分泌物,双肺呼吸音清,未闻及明显干湿啰音,心腹无殊。舌红,苔黄腻,脉滑数。

【辅助检查】　血常规＋超敏 C 反应蛋白:白细胞计数 14.1×10^9/L,中性粒细胞百分比 66.0％,淋巴细胞百分比 27.8％,血红蛋白 131g/L,超敏 C 反应蛋白 39.1mg/L。

二、四诊合参,选方用药

【四诊摘要】　患儿发热 2 天,最高体温 39.0℃,咽痛,流脓涕,偶有咳嗽,夜间打鼾,咽红,乳蛾肿大可见白腐,胃纳差,大便两日未解,小便混浊,舌红,苔黄腻,脉滑数。

【中医诊断】　烂乳蛾(肺胃郁热,热毒蕴咽)。

【辨证分析】　外感邪热,侵袭肺卫,邪正相争,卫气不得泄越则发热。又因患儿平素脾胃郁热,外邪引动内热,两者相互搏击于喉核(扁桃体),致喉核(扁桃体)起腐化脓,发热加剧。肺气失宣,则咳嗽、流涕。邪实客胃,故胃纳差;大便干结,舌红,苔黄腻,脉滑数均为肺胃郁热之象。

【治　法】　清透郁热,宣肺利咽。

【方　药】　蝉蜕 6g,僵蚕 6g,片姜黄 6g,生大黄 5g,焦栀子 6g,淡豆豉 6g,桔梗 6g,甘草 6g,皂角刺 9g,连翘 9g,薄荷 6g,白芷 9g,前胡 9g,苦杏仁 9g。3 剂,水煎,每剂煎至 400ml,分 4～5 次服用。

二诊:2017 年 11 月 16 日。患儿于 2017 年 11 月 15 日热退,咳嗽较前增多,咽痒,咳黄白痰,咽痛减轻,流涕,夜间打鼾,胃纳稍增,大便先干后稀。扁桃体脓点较前减少,舌红,苔薄白腻,脉滑数。继续治以清化郁热,宣肺化痰。

【方　药】　蝉蜕 6g,僵蚕 6g,片姜黄 6g,焦栀子 6g,桔梗 6g,甘草 6g,白芷 9g,前胡 9g,苦杏仁 9g,浙贝母 9g,竹沥半夏 9g。3 剂,水煎,每剂煎至 300ml,分 2 次服用。

三诊:2017 年 11 月 19 日,患儿咳嗽减少,无咽痒咽痛,无流涕,夜间打鼾减轻,胃纳一般,大便正常。扁桃体仍有Ⅱ度肿大,未见脓点,舌红,苔薄白,脉数。

【方　药】　蝉蜕 6g,僵蚕 6g,片姜黄 6g,桔梗 6g,甘草 6g,苦杏仁 9g,浙贝母 9g,竹沥半夏 9g,炒麦芽 12g。7 剂,水煎,每剂煎至 300ml,分 2 次服用。

三、读书临证,医理切磋

盛师:王庆应用升降散为主治疗小儿急性化脓性扁桃体炎在临床上取得了较好的疗效,这个案例是其中一例,做了详细的病历记录,辨证分析,我们针对这个案例进行讨论。首先请谈一谈中医对急性化脓性扁桃体炎的认识。

王庆:中医学中无"急性化脓性扁桃体炎"这一病名,根据其临床表现,可将其归属于中医学的急乳蛾、烂乳蛾、烂蛾风、风热乳蛾等范畴。以咽痛、喉核红肿、溃烂化脓为主症。对该病的认识,历代医家就有记载,如《太平圣惠方》"肺脾壅滞,风邪热气,搏于经络,蕴蓄不散,上攻于咽喉"。《疡科心得集》曰:"夫风温客热,首先犯肺,化火循经,上逆入络,结聚咽喉,肿如蚕蛾。"该病的基本病因为外感风热,或脾胃素有蕴热,又感外邪,邪热相搏,上攻咽喉而致。证型分为外感风热型和肺胃热盛型。小儿为稚阴稚阳之体,发病有迅速传变的特点,感受外邪,易入里化热。急性化脓性扁桃体炎即使初始为外感风热型,也极易转化为肺胃热盛型,临床症状如头痛、恶寒、骨节酸痛之表证一般不剧,以肺胃里证为主,因邪毒伏热在内,常表现为高热不退,咽痛较剧,大便秘结,小便浊,且易反复。

连俊兰:小儿急性扁桃体炎与急性化脓性扁桃体炎病因病机及治疗有何不同?

王庆:小儿急性扁桃体炎病情较轻,咽部红肿轻微,扁桃体肿大未见分泌物,发热症状轻或者无发热,舌苔薄黄或薄白,脉浮数,证型以外感风热型为主,风热之邪从口鼻而入,搏结于咽喉所致。治疗以疏风清热利咽为主,银翘散加减。急性化脓性扁桃体炎症状较重,咽部红肿明显,发热症状重,扁桃体可见分泌物渗出,舌苔薄黄腻或黄厚腻,脉滑数。证型以肺胃郁滞,热毒壅咽型为主。外感邪热,引动素有脾胃积热,两者上攻咽喉,致乳蛾腐脓。治疗常以清热利咽,解毒散结为主。方可用清咽利膈汤、凉膈散、升降散。从温病辨证,急性扁桃体炎病在卫分,而急性化脓性扁桃体炎为卫气同病。

傅大治:升降散是盛老师临床用于治疗小儿多种疾病的常用方之一,请王庆给我们复习一下该方?

王庆:升降散是温病名方,最初记载在明代医家龚廷贤《万病回春》中,后经清代陈良佐改分量、变服法,更名为赔赈散;后杨栗山在《伤寒瘟疫条辨》中定名为升降散,是治疗温十五方之核心,尊之为"温病郁热内伏"十五方之总方。升降散初始记载专用于瘟疫,后经历代医家实践应用,其应用范围不断扩大。升降散原为散剂,由僵蚕、蝉蜕、姜黄、大黄、米酒、蜂蜜共六味组成,后世因酒性辛烈,易动火生风,而蜂蜜味甘,易致痞满,不利湿热分散,故临床应用时,多数去此二味,以其余四味入药煎汤。《伤寒瘟疫条辨》载本方为白僵蚕(酒炒)二钱、全蝉蜕(去土)一钱、姜黄(去皮)三分、川大黄(生)四钱,方中姜黄、蝉蜕、僵蚕、大黄的分量比为1:3:6:12。其以僵蚕为君,蝉蜕为臣,姜黄为佐,大黄为使。僵蚕味辛气薄,轻浮而升,善升清散火,清热解郁;蝉蜕其气清肃,轻灵而升,宣透达邪,两者皆升浮之品,纯走气分,升阳中之清阳。姜黄苦泄,善行气活血解郁,理血中之气,使气机调达;大黄苦降,入血分上下通行,以利热下达而解,两者皆入血分,降阴中之浊阴。四药合用,升降并用,一升一降之中寒温兼行,气分血分药物同施,能调畅气血,通利三焦,既升清阳也降浊邪,既宣肺气也散郁火,去邪热通腑气,解邪毒活血络。因此,升降散集宣、清、下、和于一方,升清降浊,是调节气机升降的经典方,主治"表里三焦大热,其证治不可名状"的温病,覆盖六十余种症状。所谓"三焦大热",是指上焦"头面猝肿,咽喉肿痛,痰涎壅盛"证,中焦"上吐下泻,呕如血汁,丹毒发斑,雷鸣腹痛"证,下焦"舌卷囊缩,腰痛如折,大便火泻,小便淋涩"证。总的证候,则有"憎寒壮热,头痛,骨节酸痛"的表证,有"口渴饮水无度,口气如火,烦躁不宁"的里热证。我常用于防治外感热病和杂病中病机为火郁于内,气机失调的病症,临床效果明显。

王其莉:如何理解升降散在急性化脓性扁桃体炎中的运用?

王庆:我们知道了该病的病因为邪热外袭,从口鼻而入,侵袭肺卫,因肺主宣发肃降,肺卫被邪所郁,则气机不能外达四周肌表,致阳气郁闭于内,郁则化热。加上患儿素有脾胃郁热,两热相搏,热毒上灼搏击喉核,起腐化脓而致。本质是郁热,而郁热的根本在于气机郁滞,费伯雄所言"凡郁病必先气病,气得流通,郁于何有"。经云"火郁发之",所以治疗该病的原则是调畅气机,给邪以出路,透邪外达。升降散方中僵蚕,以桑叶为食,故得桑叶轻清之气,为君药,气轻味薄,善升清散火,清热解郁。蝉蜕味甘性寒,为臣药,宣透达邪。二药相助皆升且无助热化燥伤阴之弊。姜黄性温气辛能散,善行气活血解郁,使气机调达,邪得以透。大黄苦寒,泻火降浊,药性趋下,以利热下达而解。故因升降散四味药中既有升也有降,使得气机升降有序,达到气机得以畅达、郁热得以清透的功效。肺胃之郁热清透消除,因此升降散治疗小儿急性化脓性扁桃体炎可以达到较好的临床效果。

盛师:急性化脓性扁桃体炎的发病外因是感受风热之邪,内因是肺胃郁热,在其发热初起以表证为主。正如《内经》云:"卫气不得泄越则外热。"升降散中蝉蜕配僵蚕,气味俱薄,浮而升,具有疏风透邪、宣肺散结之功,是以解表透邪为主,不是以清热解毒为主。王庆的治法和方药中其实也体现了这一原则。

林翔:急性化脓性扁桃体炎病机为郁热,但以上方药以宣散功效为主,清热功效药物少,是否会致清热力度不够?

王庆:在该病例中,我除了用升降散外,还加用了栀子豉汤以增强清宣郁热之力,薄荷、连翘轻清宣散以透邪。如上所述,急性化脓性扁桃体炎本质为郁热,郁热的根本在于气机郁滞,郁滞之气得以畅达,邪得以外透,则里热自解,因此无需加用过多清热功效的药物。该患者服药2剂后热即退,症状减轻。

陈银银:生大黄药性苦寒,易伤脾阳,若患儿大便稀或表证初起时,是否继续使用生大黄?若继续使用生大黄,是否会导致引邪入里及稀便次数增多?

王庆:该病的本质是里热郁闭,所以里热得除,则表证自解,治疗无需局限于"先解其表,乃攻其里"。生大黄可泻热去邪,釜底抽薪,临床应用时无需有引邪入里之虑。但小儿有脾胃虚弱的生理特点,用药时需把握剂量,见效即止。该患儿初始大便已 2 日未解,服用 2 剂后出现大便先干后稀,且患儿热已退,咽痛、扁桃体分泌物等症状均减轻。若是患儿初始大便溏稀,我不建议使用生大黄,而是用焦栀子代替生大黄以清利三焦。

叶龙:患儿既往反复扁桃体化脓,此次好转后是否考虑继续治疗? 如果继续治疗,怎么考虑用药呢?

王庆:患儿此次好转后拒绝后续的中药治疗,故未予继续治疗。但患儿每遇疲劳、外感或饮食不节时,扁桃体化脓易反复发作,邪毒久留不去,郁而化热,会伤及小儿阴液,因此患儿热退,咽痛及扁桃体分泌物等急性期症状缓解后,我会建议他们继续治疗。治疗常以养阴清郁热,利咽散结。方选用养阴清肺汤加减:生地黄 6～9g,玄参 6～9g,麦冬 6～9g,牡丹皮 6～9g,白芍6～9g,薄荷 6～9g,浙贝母 6～9g,蝉蜕 3～6g,僵蚕 3～6g,黄芩 3～6g。方中生地黄、玄参、麦冬养阴清热解毒,牡丹皮凉血清郁热,薄荷辛凉而散,宣肺利咽,浙贝母化痰散结,黄芩清肺热,蝉蜕、僵蚕疏风散结,白芍敛阴泻热,全方共奏养阴清热利咽功效。

连俊兰:对后期治疗,根据病情也可以选用四君子汤、六君子汤、玉屏风散、七味白术散、人参五味子汤等进行体质调理。

盛师:肺胃郁热形成的原因很大一部分是患儿平素饮食不当造成的食积化热,所以要纠正小儿的饮食习惯,饮食上要以素食为主,保持大便通畅,舌苔不厚,口不臭。三分靠治疗,七分靠养护,我们在治疗疾病的同时,也要与患儿及家长进行必要的沟通,日常生活方面的配合很重要。

连俊兰:是啊,若要小儿安,三分饥和寒。现代生活水平提高,家长们过多担心孩子营养不够,平常饮食营养过剩,或者水果零食吃得太多,给脾胃造成负担,导致脾胃功能受损,运化不力,一则不能输送精微物质,二则无法及时排泄体内垃圾。脾为肺之母,母弱儿不肥,这类孩子也容易多发肺系疾病。

盛师:所以我们强调整体治疗,未病先防,对儿童更加注意,急性期的有效治疗和恢复期的巩固治疗同样重要。大家一定要有这样的习惯。

(王庆诊治、整理)

六味汤治疗小儿上气道咳嗽综合征
（慢性咽炎）

一、医案实录

患儿，邵某，男，13岁。2011年12月4日就诊。

【主　诉】　干咳、咽痒、清嗓子2个月余。

【病史摘要】　患儿2个月余前受凉后出现干咳、咽痒、清嗓子，痰黏难咳，伴有声音嘶哑，无发热，无犬吠样咳嗽，咳末无鸡鸣样回声，无胸闷气急，无喘息，无吐泻等不适。曾行胸片、血常规检查，未见明显异常。曾服用多种抗生素及感冒清热颗粒、川贝枇杷露等，效果不明显。遂来求诊中医。患儿既往体质一般，易患感冒。

【体格检查】　咽充血，扁桃体无肿大，咽部有滤泡增生，双肺呼吸音清，未闻及干湿啰音，心腹检查未见明显异常。舌淡红，苔薄，脉浮滑。

【辅助检查】　胸片、血常规均未见明显异常。

【西医诊断】　上气道咳嗽综合征（慢性咽炎）。

二、四诊合参，选方用药

【四诊摘要】　干咳、咽痒、清嗓子2个月余，痰黏难咳，声音嘶哑，纳便可，咽红，舌淡红，苔薄，脉浮滑。胸片、血常规均无异常。曾服用多种抗生素及中成药，效果不明显。

【中医诊断】　咳嗽（风邪恋肺，肺失宣肃）。

【辨证分析】　患儿素体易感，风邪外袭，因服用多种抗生素及苦寒清热中成药，加之素体肺气虚致风邪被遏，风邪久恋，肺窍失宣，则干咳日久、清嗓子、咽痒；风胜则燥，咽失濡养，则声音嘶哑。

【治　法】　疏风利咽,宣肃肺气。

【方　药】　桔梗 6g,甘草 6g,荆芥 10g,防风 10g,蝉蜕 9g,炒白芍 12g,大力子 10g,玉蝴蝶 3g,胖大海 5g,制半夏 10g,旋覆花 10g,前胡 10g。7 剂。

患儿服用 7 剂后,咽不痒,基本不咳,症状明显改善。

三、读书临证,医理切磋

盛师:患儿咳嗽超过 4 周,属于儿童慢性咳嗽范畴。慢性咳嗽是西医的诊断病名,那雯雯简单讲一下关于慢性咳嗽的认识。

杨雯雯:慢性咳嗽可以分为特异性咳嗽和非特异性咳嗽。前者指咳嗽伴有能够提示特异性病因的其他症状或体征,后者则指咳嗽为主要或唯一表现,胸部 X 线片未见明显异常的慢性咳嗽。引起儿童慢性咳嗽的常见病因有咳嗽变异性哮喘、上气道咳嗽综合征、(呼吸道)感染后咳嗽、胃食管反流性咳嗽、心因性咳嗽、其他因素引起的慢性咳嗽、多病因的慢性咳嗽。

林翔:该患儿的慢性咳嗽是什么原因呢?

杨雯雯:该患儿的慢性咳嗽由慢性咽炎所致,应该属于上气道咳嗽综合征。《中国儿童慢性咳嗽诊断与治疗指南(2013 年修订)》指出,上气道咳嗽综合征是引起儿童慢性咳嗽的第 2 位主要病因。各种鼻炎、鼻窦炎、慢性咽炎、腭扁桃体和(或)增殖体肥大、鼻息肉等上呼吸道疾病均可能引起慢性咳嗽。既往诊断为鼻后滴漏(流)综合征,2008 年中华医学会儿科学分会呼吸学组延伸了上气道咳嗽综合征的基础疾病,不将其局限于鼻及鼻窦病变,认为咽喉部的疾病亦是常见原因。

朱秋萍:上气道咳嗽综合征是由鼻部以及咽喉疾病引起的,中医临床上将咽喉疾病引起的咳嗽称为喉源性咳嗽。喉源性咳嗽由我国中医耳鼻喉科奠基人干祖望教授在 1987 年所著的《中医喉科学》中首次提出,1993 年在山东济南召开的全国耳鼻喉科学会议上得到确定。其主要症状为干咳、咽痒或清嗓子,或咽喉异物感而咳嗽。

盛师:喉源性咳嗽以咳嗽为主要症状,中医还是按照咳嗽进行辨证论治,那我们先复习一下"咳嗽"的辨证。

王艳:咳嗽病位在肺,以八纲辨证为纲,分为外感咳嗽和内伤咳嗽两大类。外感咳嗽发病较急,病程较短,伴有表证,多属实证,如风寒咳嗽、风热咳嗽;内伤咳嗽发病较缓,病程较长,伴有不同程度的里证,多呈由表入里的实证或由实转虚的虚实夹杂之证,如痰热咳嗽、痰湿咳嗽、气虚咳嗽、阴虚咳嗽。该患儿发病不急,病程又长达2个月余,似乎没有表证,应该为内伤咳嗽,而六味汤以疏宣为主,我认为证治有矛盾。

连俊兰:但是该患儿咽痒咳嗽,声音嘶哑,风胜则痒,风胜则燥,无以濡润咽喉,这些均是风邪外袭于咽喉的表现,我觉得应该属于外感咳嗽。

王庆:阴虚咳嗽也可因为阴津耗伤,无以上承,肺阴不足,咽喉失于濡养而表现为干咳、咽痒、清嗓子。

叶龙:该患儿虽然咳嗽2个月余,但无低热、盗汗、手心热、便干、舌红苔少等阴虚症状,似乎并不像阴虚咳嗽。

盛师:大家讨论得很好。我认为小儿咳嗽之病因,主要为感受外邪,其中又以感受风邪为主,日久也可转化为内伤咳嗽。《活幼心书·咳嗽》指出:"咳嗽者,固有数类,但分寒热虚实,随证疏解,初中时未有不因感冒而伤于肺。"喉源性咳嗽按中医辨证既有外感咳嗽也有内伤咳嗽,主要根据病因病性及现症进行分析。

王其莉:喉源性咳嗽属于中医学"咳嗽""喉痹"范畴,明代《医学纲目》的"干咳嗽"、《医学入门》的"干咳"、《证治汇补》的"郁咳"等类似于喉源性咳嗽。我在《盛丽先儿科临证经验》一书中看到,根据1990—2015年喉源性咳嗽相关文献资料研究(包括内科、儿科),所用证型名称达101种之多。文献证候分型前十位包括阴虚火旺、风邪犯肺、邪郁肺卫、脾虚痰湿、脾气亏虚、肝郁气滞、气阴两虚、心火偏亢、痰热蕴肺、瘀血阻络。

连俊兰:我记得盛老师根据临床实践总结了以下三型为儿童最常见。一为风邪久恋,肺气失宣:本证型多见于急性呼吸道感染后,外邪失于疏散,肺气被遏,失宣而咳。临床以咽痒而咳为辨证要点。代表方为六味汤加蝉蜕、炒白芍、五味子。二为痰气互滞,肝脾失和:本证型多见于年长儿素体脾虚,痰湿内阻,平时常觉咽喉有痰黏着。临床以咳嗽异物感、舌苔白腻为辨证要点,代表方为半夏厚朴汤加柴胡、炒白芍。三为肺肾阴虚,咽喉失养:本证型多见于阴虚内热体质或温热病后,津液耗伤,肺肾阴虚,津不养咽,液不濡喉而咳。临床以咽干而咳或频频清嗓、少苔为辨证要点,代表方为养阴清肺汤加桔梗。这三型中第一型为外感咳嗽,其余两型为内伤咳嗽。

杨雯雯:患儿素体易感,受凉后又因服用多种抗生素及苦寒清热中成药致风邪被遏,肺窍失宣,则干咳、清嗓子、咽痒。辨证为风邪恋肺,肺失宣肃,属于盛老师所述常见证型中的第一种范畴,应该属于外感咳嗽。小儿为"稚阴稚阳"之体,脏腑娇嫩,形气未充,卫外功能较弱,加之小儿寒暖不能自调,则易于感邪。《诸病源候论·咳嗽病诸候》云:"又有十种咳。一曰风咳,欲语因咳,言不得竟是也。"风邪为"百病之长""六淫之首",为外邪致病先导,寒、湿、燥、热、花粉、异气、烟尘诸邪每依附于风侵犯人体而致病。"伤于风者,上先受之",咽喉乃气道之门户,肺之关口,故风邪为患,咽喉首当其冲。风胜则痒,风胜则燥,风燥伤津液,咽喉失濡养,故表现为咽痒咽燥、干咳少痰、时清嗓子等咳嗽久延之候。

盛师:对,该患儿还是应该属于外感咳嗽范畴。因其有受凉病史,咽痒是风邪未尽的主要症状,若见病程长而套用"久咳多内伤""久咳多虚",则易误诊误治。这里还是要强调,无论是哪种疾病,我们在临证时主要还是辨证,所谓观其脉证、知常达变,是我们中医诊治的精髓。该案选用了六味汤,哪位同学分析一下关于六味汤的应用?

王庆:六味汤,本方出自清代张宗良的《喉科指掌》。该方配伍简洁,由六味药组成,分别为荆芥、防风、桔梗、甘草、僵蚕、薄荷,故而得名。清代吴鞠通在《温病条辨·上焦篇》中云:"治上焦如羽,非轻不举。"六味汤中多为轻扬疏散之品,荆芥、防风祛风疏散久恋之邪,桔梗、甘草宣肺祛痰利咽,僵蚕、薄荷祛风化痰散结。该方组方严谨,用药轻灵,辛平甘润,寒热备至,能疏风祛痰,散结利咽,故不论风寒、风热、风燥之喉源性咳嗽,皆可加减应用,张宗良称之为"漱咽喉七十二症总方""治一切咽喉无论红白,初起之时,漱一服可愈"。干祖望教授将此方作为治喉"先锋解表"的代表方。盛老师将此方用于感冒初起及喉源性咳嗽中风邪恋肺型,每获良效。

杨雯雯:盛老师常于六味汤中加炒白芍,寓芍药甘草汤,酸甘化阴,滋养肺津。干燥之咽喉得以濡养,甘润舒缓以宣畅肺气,使久恋之风邪得以疏散,则咽痒干咳可除。对于过敏体质患儿,宜将僵蚕改成蝉蜕,以免僵蚕引发过敏,另可酌加蜂房祛风抗敏;若咽不红,舌质偏淡,苔薄腻,多偏寒湿,则可去薄荷,酌加紫苏叶、细辛、白前、姜半夏等温燥化痰;若咽红,咽壁滤泡红赤,多偏热,则可酌加牛蒡子、浙贝母、前胡、三叶青等清宣化痰;若咽干而痛,舌红苔花剥,多偏燥,则可酌加增液汤、南北沙参等养阴润肺;若频频清嗓而咽不红不痛,或咽喉异物感,则可酌加旋覆花、枇杷叶、姜半夏、厚朴等降气利咽;若频频清嗓而咽红咽痛,则可酌加射干、三叶青、玄参等清肺利咽;若声音嘶哑,则可酌加木蝴蝶、胖大海等利咽开音;若咳嗽较剧,甚则痉咳,则可酌加苦杏仁、紫苏子、葶苈子、地龙等宣肃同用,解痉止咳。

王海云:那么该患儿的临床用药思路就很好理解了。患儿干咳、清嗓子日久,咽痒而咳,声音嘶哑,舌淡红苔薄,中医辨证为风邪恋肺,肺失宣肃,治拟疏风利咽,宣肃肺气,方拟六味汤去薄荷、僵蚕加蝉蜕,以疏宣为要旨,酌加旋覆花、姜半夏增其辛温散寒、肃降肺气之功,配以木蝴蝶、胖大海、前胡、牛蒡子开音宣肺,炒白芍、甘草酸甘化阴,滋养肺津,柔润缓急。全方疏宣清降,寒温并施,使久恋之邪发散,肺之宣降恢复正常,咽喉得以濡养而咳自止。

杨雯雯:六味汤中的僵蚕我有查过资料。僵蚕为蚕蛾科昆虫家蚕的幼虫因感染白僵菌而致死的干燥全虫,又名"天虫"。《神农本草经》首载本品,谓其"主小儿惊痫、夜啼,去三虫,灭黑,令人面色好,男子阴疡病"。《本草求真》谓"僵蚕,祛风散寒,燥湿化痰,温行血脉之品",具有熄风止痉、祛风止痛、化痰散结等功效。在儿科临床上,常用于治疗感冒、肺炎咳嗽、咳嗽变异性哮喘、喉源性咳嗽、慢性咽炎、皮肤病、夜啼、热性惊厥、抽动症、蛋白尿等。需要指出的是,僵蚕容易过敏,对过敏体质患儿应用需要注意。另外,根据现代药理学研究,僵蚕能活化纤溶系统,故血小板减少、凝血机制缺陷、有出血倾向患儿慎用。并且僵蚕还含有草酸铵,进入体内分解产生氨,故肝性脑病患儿慎用。

连俊兰:在处方中我看到了旋覆花这味药。对于旋覆花,我查阅了一些古今资料,和大家分享一下。古文献记载,如《本经》"主结气,胁下满,惊悸。除水,去五脏间寒热,补中,下气"。《别录》"消胸上痰结,唾如胶漆,心胁痰水,膀胱留饮,风气湿痹,皮间死肉,目中肶蒇,利大肠,通血脉,益色泽"。《药性论》"主肋胁气,下寒热水肿,主治膀胱宿水,去逐大腹,开胃,止呕逆不下食"。其性苦辛咸微温,归肺脾胃大肠经,既能消痰利水而降肺气,以治痰湿壅肺之胸膈痞闷,咳喘痰多,又能降气止呕,下气散结以治痰湿上逆之心下痞满,呕吐噫气。金沸草为旋覆花的干燥地上部分,因旋覆花花色金黄,故名金沸草。熟知有"诸花皆升,旋覆独降"的说法,故旋覆花肃肺降气、豁痰蠲饮之功最为人熟悉。比如金沸草散以旋覆花为君药。除此之外,其味辛,辛者能散能行,宣散肺气达于皮毛,一降一宣,便可恢复肺主制节之权;其味咸,咸者入肾,而能纳气下行以归根,使胃中的痰涎或水饮下行而出,不复上逆犯肺,帮助恢复肺的清虚。江尔逊老先生认为旋覆花一味药可使肺胃肾三脏戴泽,上中下三焦通利。

　　盛师:大家讨论得很好。我们通过这个案例,再次学习了慢性咳嗽、上气道咳嗽综合征、喉源性咳嗽以及六味汤的应用。希望大家在临床中能温故而知新,学以致用。

(盛丽先诊治,杨雯雯整理)

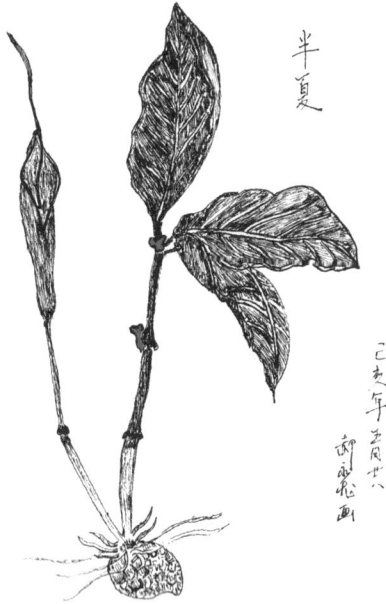

半夏

小青龙汤治疗毛细支气管炎

一、医案实录

患儿,向某,男,5个月。2018年1月21日初诊。

【主　诉】 反复咳喘半月余。

【病史摘要】 患儿半月余前因皮肤湿疹至某儿童医院就诊,予丁酸氢化可的松乳膏外涂后,湿疹消退。2天后无明显诱因出现咳嗽,渐加剧,伴气喘,阵咳剧烈,夜间为主,痰不易咳,无发热,无喷嚏流涕,至某儿童医院就诊,血常规及超敏C反应蛋白无殊,胸片提示双肺纹理增多。诊断为"毛细支气管炎",先后予阿奇霉素口服2个疗程,头孢地尼、泼尼松口服及10余天雾化治疗,未见好转,夜间阵咳剧,咳后呕吐白色痰涎。家长转诊中医,刻诊见流清涕,出汗较前减少,大便溏薄,每日排便6~7次,夹少许黏液,胃纳欠振。平素胃纳一般,大便易溏。

【体格检查】 体重7kg,肤色白,呼吸略促,咽不红,双肺呼吸音粗,可闻及较多痰鸣音,舌淡红,苔根腻水滑,指纹淡红。

【辅助检查】 血常规＋超敏C反应蛋白:白细胞计数 6.5×10^9/L,中性粒细胞百分比 31.9%,淋巴细胞百分比 68.4%,血红蛋白 110g/L,血小板计数 213×10^9/L,超敏C反应蛋白正常。胸片:双肺纹理增多。

二、四诊合参,选方用药

【四诊摘要】 反复咳喘半月余,夜间阵咳剧,咳后呕吐白色痰涎,鼻塞清涕,出汗少,便溏,胃纳欠振,咽不红,舌淡红,苔根腻水滑,指纹淡红。

【中医诊断】 肺炎喘嗽(外寒内饮)。

【辨证分析】 患儿年幼,脏腑娇嫩,肺脾不足,素有湿邪内蕴,郁于肌肤,发为湿疹。用激素治疗后湿邪不得外达,邪气内陷,肺气郁闭,引发咳喘,加之患儿又外感风寒,肺气失宣,故鼻塞清涕。患儿咳喘后口服抗生素时间较长,加之患儿年幼,致寒伤脾阳,脾失运化,水湿并走肠间,故大便溏薄。舌淡红,苔根腻水滑,指纹淡红均为外寒内饮之象。

【治　法】 疏宣温化。

【方　药】 蜜麻黄 2g,苦杏仁 3g,甘草 2g,细辛 1.5g,炮姜 3g,桂枝 3g,五味子 2g,姜半夏 5g,桔梗 2g,茯苓 2g,炒白术 5g,地龙 3g。颗粒剂,2 剂,一剂服 2 天。

二诊:患儿喘平,夜间阵咳好转,咳后未再呕吐,少许清涕,出汗较前增多,大便日解 3 次,少许黏液,纳平,咽不红,双肺呼吸音粗,舌淡红,苔根略腻,指纹淡红。

【中医辨证】 外寒未尽,痰湿内蕴。

【治　法】 疏宣健脾。

【方　药】 蜜麻黄 2g,苦杏仁 3g,甘草 3g,桔梗 2g,姜半夏 5g,茯苓 5g,陈皮 3g,葶苈子 3g,浙贝母 5g,干姜 2g,炒白术 5g。颗粒剂,2 剂,一剂服 2 天。

三诊:患儿偶咳,哭闹后有阵咳,无气喘,服药后汗增多,皮肤重新出现湿疹,面部、前胸为主,大便溏薄,日解 3 次,夹少许黏液,纳平,咽不红,双肺未闻及啰音,舌淡红,苔薄,指纹淡紫,手足不温。

【中医辨证】 外寒已尽,痰湿未净,营卫失和。

【治　法】 健脾肃肺和营。

【方　药】 姜半夏 3g,茯苓 3g,陈皮 2g,甘草 2g,炒蒺藜 3g,桂枝 2g,炒白芍 3g,大枣 5g,厚朴 2g,桔梗 2g,炮姜 2g,苦杏仁 2g。颗粒剂,每日 1 剂,7 剂后痊愈。

三、读书临证,医理切磋

王海云:小儿咳嗽初起,主要以感受外邪为主,其中又以感受风邪为主,其核心病机为外邪犯肺,肺失宣肃,治疗宜用宣开之法,疏散外邪,宣通肺气,不宜过早使用滋腻、收涩、镇咳之药,以免留邪,反致久咳反复不已。该患儿最初是湿疹用药后出现了咳喘,我在临床上也曾遇到过,最初有湿疹,后来反复咳喘,湿疹反倒不发了。中医讲邪气要有出路,易发湿疹和咳喘的儿童多为痰湿体质,本是发在皮肤,用激素后反而致邪气内陷,而引发咳喘。此医案初诊时盛老师用了小青龙汤合苓桂术甘汤,因势祛邪,给邪以出路,咳喘缓解后,湿疹又重新发出来了。

盛师:这个医案值得大家思考。小青龙汤出自《伤寒论》第40条:"伤寒表不解,心下有水气,干呕,发热而咳,或渴,或利,或噎,或小便不利、少腹满,或喘者,小青龙汤主之。"该方临床应用较多。那么,如何把握小青龙汤的主证?"伤寒表不解,心下有水气",是对小青龙汤外寒内饮的病机总结。可见发热、无汗、恶寒、鼻塞清涕、头身疼痛的表证,又见水饮停于胃的里寒证,如呕吐痰涎、下利,寒饮射肺可见咳喘。水饮之邪变动不居,可随三焦气机升降出入,故又有很多或见之证。临床应用抓住主证即可。外寒内饮之证,单纯发汗散寒,则水饮不化,单纯温肺化饮,则风寒不散,唯解表化饮,表里同治为宜。小青龙汤正是为外寒内饮所设,外以散寒,内以化饮,非常值得大家学习和掌握。

王其莉:我在跟诊中发现盛老师常常用小青龙汤治疗小儿咳嗽、毛细支气管炎、支气管哮喘等病辨证属外寒内饮者。我们在辨证时需要特别注意哪些要点呢?

盛师:小青龙汤辨证要点应为发热或不发热,无汗,鼻塞清涕,咳喘,痰多而稀,舌苔白滑。除了掌握这些要点外,临床应用还可视情况灵活应用,随证加减。外寒较轻者,可去桂枝,改蜜麻黄;兼热象者,可加石膏、葶苈子;喘者,加苦杏仁,合三拗汤意;痰饮甚者,合苓桂术甘汤,如本案组方;痉咳者,酌加地龙、全蝎。另外需特别强调,小青龙汤辛散温化之力较强,应视患者体质强弱酌定剂量,阴虚干咳无痰或痰热咳嗽者,不宜使用。

连俊兰:关于苓桂术甘汤,我查阅了一些资料,其出自《伤寒论》,见于《伤寒论》第67条"伤寒若吐若下后,心下逆满,气上冲胸,起则头眩,脉沉紧,发汗则动经,身为振振摇者,茯苓桂枝白术甘草汤主之"。原是治疗太阳病误治后,使中上焦阳气受伤,形成心脾阳气虚而水气上冲的证候。该方是苓桂剂的代表方,主要用于小儿咳喘、过敏性鼻炎、梅尼埃病等。药味加减很灵活,但减药味时通常都去白术,而保持茯苓、桂枝、甘草不动,就是所谓的苓桂剂。苓桂术甘汤可治疗水气上冲,又能治痰饮内留,该案中与小青龙汤合用是加强化痰饮的力量吧?

盛师:是的,如果痰湿明显,也可与二陈汤合用;对于眩晕重者,加用泽泻。此外,亦用于过敏性鼻炎、清涕量多者。

傅大治:患儿服药 4 天,咳喘就明显缓解,也验证了初诊辨证准确,二诊为什么不再继续服用巩固疗效呢?

连俊兰:小青龙汤辛散温化之力较强,视患者体质强弱酌定剂量和疗程。该患儿年幼,而且二诊咳喘已明显缓解,出汗较前增多,只是大便仍溏薄,少许清涕,外寒此时已去之八九,痰湿仍存,故用三拗汤合二陈汤加减,减少辛燥之力,以防伤阴,改以宣肺散寒,健脾化湿,以求后期培土生金之效。

叶龙:我想到一味常用于咳喘疾病的中药——葶苈子,不知道该患儿首诊是否加用呢?

王海云:我认为可以加,葶苈子可泻肺平喘,利水消肿,专泻肺中水饮及痰火而平喘咳,常佐大枣以缓其药性,如常用的葶苈大枣泻肺汤。盛老师临床对有咳喘的患儿常用,剂量一般为 3～9g。

林翔:我认为初诊时不宜加葶苈子,因该患儿脾胃虚寒,而葶苈子性苦寒,会伤及脾胃。可酌加白芥子等温化之药,如三子养亲汤。

盛师:三子养亲汤出自《皆效方》,由紫苏子、白芥子、莱菔子组成,具有温肺化痰、降气消食之功,应用于咳嗽喘逆证属痰壅气逆滞者。

白芥子、葶苈子同归于肺经,然一寒一热,各有所长,如为痰热咳嗽,或寒热错杂者,则宜将白芥子易为葶苈了,增强泻肺清热化痰之力;如为脾胃虚寒、寒痰内伏者,则宜去掉莱菔子,保留紫苏子和白芥子以温化痰饮。此案患儿脾胃虚寒,应为白芥子更合适。

连俊兰:大家怎么看细辛这个药?现代研究报道,其含有马兜铃酸,是有肾毒性的。

王海云:细辛为马兜铃科多年生草本植物,味辛性温,有祛风散寒、通窍止痛、温肺化饮之功效,临床广泛用于风寒感冒、头痛、牙痛、鼻渊、风湿痹痛、痰饮咳喘等,疗效显著。文献报道,细辛的地上部分马兜铃酸含量较高,但地下部分的根茎马兜铃酸含量低于《中国药典》2010 版的规定标准,故以根和根茎入药是比较安全的。细辛中的黄樟醚也是其毒性成分,但黄樟醚不耐高温,细辛经高温煎煮,可破坏其毒性作用,减少不良反应发生。有学者提出,细辛入散剂不过钱,入汤剂可适当加量以增强疗效,但细辛煎煮时间宜在 30 分钟以上。

盛师:细辛目前确实存在争议,儿科能不用尽量不用,一定要用时,需严格把握用药剂量,建议不超过 3g,并且尽量缩短用药时间,一般 3～5 天。

王其莉：由此案我对"用药需使邪有出路"有了更深的理解。临床上对其他儿科常见疾病，亦应宗此原则。如外感发热、麻疹、风疹、幼儿急疹、水痘等发疹性类疾病，邪郁肌表者，宜透达表邪，不可滥用凉血清热方药，使邪遏不发。如泄泻、呕吐，因饮食积滞所致者，初起宜通下导滞。

盛师：是的，中医治病要因势利导，祛邪外出，切不可闭门留寇，而致疾病反复不愈。

（盛丽先诊治，王海云整理）

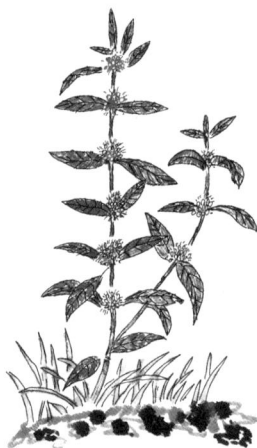

薄荷

己亥年六月卅

小柴胡汤治疗小儿中耳炎

一、医案实录

患儿,方某,男,6岁。2015年4月18日初诊。

【主　诉】　发热5天,耳痛2天。

【病史摘要】　患儿于5天前受凉后出现发热,最高体温38.8℃,稍有畏寒、鼻塞、流清涕,咳嗽不多,无咽痛,无气促喘息,在家自行服用布洛芬混悬液、小儿氨酚黄那敏颗粒后,体温渐退至37.5～38℃。2天前出现鼻涕黄稠而浊,伴右耳痛,至我院耳鼻咽喉科就诊,查血常规:白细胞计数11×10^9/L,中性粒细胞百分比68%,淋巴细胞百分比22%,超敏C反应蛋白15mg/L,诊断为急性中耳炎,予头孢克洛干混悬剂口服,及盐酸左氧氟沙星滴耳液滴耳治疗,患儿症状缓解不明显,仍有反复低热及右耳痛,故今日至我科就诊,病来胃纳欠佳,二便尚调,夜寐可。既往有过敏性鼻炎病史。

【体格检查】　神清,精神可。咽红,扁桃体Ⅰ度肿大,耳周轻压痛。双肺呼吸音稍粗,未闻及明显干湿啰音。鼓膜微红,轻度凹陷。舌红苔薄黄,脉偏数。

【辅助检查】　血常规＋超敏C反应蛋白:白细胞计数11×10^9/L,中性粒细胞百分比68%,淋巴细胞百分比22%,超敏C反应蛋白15mg/L。

二、四诊合参,选方用药

【四诊摘要】　发热,体温37.5～38℃,鼻塞流浊涕,耳痛,纳减,二便调,咽红,鼓膜微红,轻度凹陷,舌红苔薄黄,脉偏数。

【中医诊断】　耳胀(邪犯少阳)。

【辨证分析】　初时患儿外感风寒,束于肌表,卫阳被遏,故以发热畏寒、鼻塞流清涕等太阳表证为主要表现,然表邪未解,侵入少阳,故出现低热反复不退之半表半里证;肺气郁闭,气机不畅,耳内经气痞塞不宣,清窍不利,肺失宣降,津液不布,聚湿为痰,故见鼻塞流浊涕,积于耳窍,则见耳胀耳痛等症状。舌红苔薄黄,脉偏数,均为邪犯少阳的表现。

【治　法】　和解少阳,辛散通窍。

【方　药】　柴胡 9g,黄芩 6g,姜半夏 6g,生甘草 3g,辛夷 9g,白芷 9g,苍耳子 5g,通草 5g,丝瓜络 9g,桔梗 6g,石菖蒲 6g,忍冬藤 10g,生姜 1 片。3 剂,水煎服,每日 3 次。

二诊:2015 年 4 月 21 日,患儿热已退,体温正常,耳痛已无,鼻塞流浊涕较前减轻,纳一般,二便调,夜寐可,舌淡红苔薄白腻,脉濡。证属邪犯少阳,余邪未清。

【治　法】　和解少阳,扶正祛邪,通窍。

【方　药】　柴胡 6g,黄芩 6g,姜半夏 6g,生甘草 3g,太子参 9g,辛夷 9g,白芷 9g,苍耳子 5g,通草 5g,桔梗 6g,石菖蒲 6g。5 剂,水煎服,每日 2 次。

三诊:2015 年 4 月 25 日,患儿诸症已无,纳可,二便调,舌淡红,苔薄白。

【治　法】　益肺固表,健脾调中。

【方　药】　黄芪 9g,白术 6g,防风 5g,太子参 9g,茯苓 6g,生甘草 3g,陈皮 5g,姜半夏 5g,大枣 3 枚。7 剂,水煎服,每日 2 次。

三、读书临证,医理切磋

盛师:下面我们请林翔先介绍一下此病案中患儿的情况。

林翔:此病案中患儿得的是急性中耳炎,属西医学"分泌性中耳炎"范畴,中医病名耳胀、耳闭。耳胀、耳闭是同一疾病的不同阶段,耳胀为病之初,多为外邪引起,耳闭为病之久,为邪毒滞留所致,主要临床表现为耳内胀闷堵塞感、耳鸣、听力下降等。耳胀发病急,常伴有听力下降,古代风聋、卒聋等病症资料中可见与耳胀类似的记载,如《诸病源候论·卷二十九》"风入于耳之脉,使经气痞塞不宣,故为风聋"。耳闭,作为病名,早见于明代《医林绳墨·卷七》"耳闭者,乃属少阳三焦之经气之闭也"。耳胀者,多有感冒病史,小儿本身免疫功能较差,易发上呼吸道感染,加之小儿咽鼓管在鼻咽部开口较低平且宽敞,病原体易通过咽鼓管进入中耳腔。因此,临床上小儿中耳炎较多见,且多为急性发作,属耳胀范畴。若小儿反复伤风感冒或反复发作耳胀,则易出现听力下降、听觉迟钝或注意力不集中等，继而导致耳闭。

王海云：我还有一些补充，王孟英在《温热经纬·卷四》中说"肺经之结穴在耳中，名曰龙葱，专主乎听"。一旦肺卫受邪，蒙蔽龙葱，就容易出现听觉失聪，故疾病初起，即可宗刘河间"耳聋治肺"之法，先从宣肺论治，风热者用桑菊，风寒者用三拗之剂。若疾病进展，出现中耳积液，所谓"浊阴遮蔽其窍，外声不得入内"，则属于痰饮范畴，治疗可从化痰饮入手，用二陈汤加减；若病久，则当考虑耳窍失荣，当注重培土，可选六君子汤、参苓白术散等加减。总而言之，耳为清窍，为宗脉所聚，清阳交会游行之所，最忌闭遏。因此，在辨证治疗的同时，应酌情配合使用石菖蒲、升麻、葛根、柴胡、路路通等疏风升清、导滞开窍、通利枢机之品，改善咽鼓管闭塞不通的情况，气机通畅，通则不痛，耳窍功能恢复，诸症悉除。

盛师：海云总结得很好，国医大师干祖望教授在治疗耳科疾病时，十分注重升清阳，降浊阴，以濡养耳窍，改善耳窍不利的情况，喜用升麻、柴胡、石菖蒲、蔓荆子、川芎等升提上冲之品。例如，干老在治疗航空性中耳炎、潜水性中耳炎等由鼓膜内外气压急剧变化所致的耳胀耳痛等疾病时，自创名方升清流气饮（升麻、青皮、黄芪、木香、紫苏叶、大腹皮、乌药、柴胡、蔓荆子、川芎、石菖蒲等），以调整鼓膜内外气机，恢复耳窍功能。虽然和本案的分泌性中耳炎不完全一样，但我们还是能从中获得启发。治疗中耳炎时，在辨证的基础上，同时注重升清降浊，气机出入，以此恢复耳窍的生理功能，则事半功倍。那么，具体到本案中的患儿，该如何辨证论治呢？

林翔：本案中患儿病属耳胀，该患儿平素即有过敏性鼻炎，外感风寒后，出现鼻塞流涕、发热等症状，然表邪未解，邪陷少阳，出现低热反复、鼻塞流浊涕等症，外邪通过咽鼓管进入中耳腔，病在耳窍，邪之郁闭，不得通畅而致耳痛。耳窍为足少阳胆经的循行经过之处，病程又属半表半里之少阳证，因此治疗以小柴胡汤为主方，再配伍苍耳子散加减，以和解少阳，辛散通窍，疏风开郁，通利枢机，使邪有出路，则耳窍鼻窍通畅，诸症悉除。在中耳炎愈后，继以玉屏风散合六君子汤加减，益肺卫，抵抗风邪入侵，固脾土，以化湿护中州，从而减少上呼吸道感染及过敏性鼻炎的发作。

盛师：通过分析疾病的病程、病位，辨清楚证，从而得出治法方药，效如桴鼓，抓住了疾病的本质。小柴胡汤是我们临床较为常用的方剂之一，其应用范围较广，大家在学习应用过程中有什么体会吗？

白月双:小柴胡汤出自《伤寒论》。《伤寒论》第 96 条曰"伤寒五六日,中风,往来寒热,胸胁苦满,嘿嘿不欲饮食,心烦喜呕,或胸中烦而不呕,或渴,或腹中痛,或胁下痞硬,或心下悸,小便不利,或不渴,身有微热,或咳者,小柴胡汤主之",指出了小柴胡汤的四大主症,七个或然症。又《伤寒论》第 101 条曰:"伤寒中风,有柴胡证,但见一证便是,不必悉具。"另外,《伤寒论》中有关小柴胡汤证的条文甚多,不仅仅局限于少阳病篇,在太阳病篇、阳明病篇、厥阴病篇及阴阳易差后劳复病篇均有述及。由此可见,柴胡证临床表现纷繁复杂,往往既有表证又有里证,可谓是一方多证,因此要求我们临证时更加仔细辨证,全面考虑,不可疏忽。此方原为和解少阳而设,治疗以寒热往来、口苦咽干、胸胁苦满、舌苔薄白、脉弦为主的各种杂证。少阳为诸阳之枢,若邪气犯之,徘徊于半表半里之间,外与阳争而为寒,内与阴争而为热,故往来寒热。少阳为病,经气不利,少阳相火郁而为热,故口苦、咽干、目眩、胸胁苦满;邪热犯胃,胃失和降,故见心烦喜呕、嘿嘿不欲食;少阳经气郁而不舒,故脉弦。本方柴胡清解少阳,疏畅气机,黄芩清泻邪热,安胃除烦;配伍党参、甘草、生姜、大枣、半夏,意在补中扶正,和胃降逆。诸药合之,共为疏解少阳之剂,和解少阳之总方。

连俊兰:七味药均是普通常用之品,虽药少却精,组方切合少阳之病机。有患者反映此方入口过辣,故去生姜,却影响了疗效。所以不能忽视参草扶元,姜枣辅佐之力。生姜、大枣为药食兼用之品,常不为人所重,而须知生姜之用有三:一者合大枣健胃而生津液,二者助柴胡以散袭人之寒邪,三者合半夏和胃降逆。所以,姜枣并非可有可无之物,自有其独特之功。

叶龙:我看方中用了通草这味药,通草有清热利尿、通气下乳的作用,主要用于湿热淋证、水肿尿少、乳汁不下等疾病,也可用于通耳窍吗?

林翔:通草归肺、胃经,《神农本草经》记载"通草,可通利九窍、血脉、关节",《名医别录》记载"可治耳聋"。本案中处方加用通草,也体现了通利枢机,降浊阴的意思。

王庆:方中所用苍耳子散出自《严氏济生方》,是治疗风邪上攻导致的急慢性鼻炎的常用方,可疏风散邪,通利鼻窍等。我们临床上遇到小儿罹患鼻炎,往往病程长久,病势缠绵,反复发作难愈,因此急性期及缓解期疗程较长,而方中主要药物苍耳子有小毒,长期或过量使用会导致肾毒性,临床用于小儿时需注意用量(一般为 3～9g),使用时间长必须监测肾功能,这一点也应该特别引起重视。

　　盛师：中医治疗体系的精髓在于辨"证"论治，有是"证"用是方，完全依托于"证"来分析病因病机，而不拘泥于疾病本身。这对我们来说恰恰是难点，要求我们从患者的自身体质入手，结合患者的症状体征，化繁为简，去伪存真，分清主次，分析处于疾病的哪一阶段，最终得出结论——病机、证型，以此来对"证"下药。中耳炎初期多为实证，病久则多为虚实夹杂。我们在治疗时应辨明虚实，在辨证用药的基础上，也要注意通窍和气机通畅。另外，需积极防治感冒及鼻部疾病，保持鼻腔清洁，发生上呼吸道感染期间可适当使用滴鼻药，避免用力擤鼻涕，以免将鼻腔内病原体压入耳窍而引起感染。并且此病应及早彻底治疗，防止变生他证，进一步演变发展为脓耳或耳闭等。

　　　　　　　　　　　　　　　　　　　　（林翔诊治、整理）

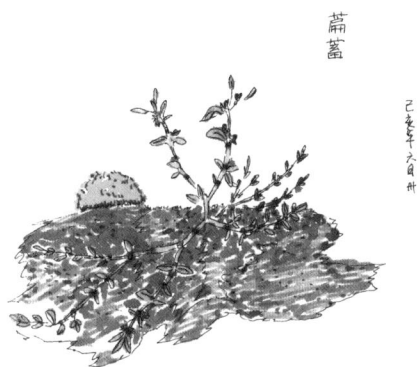

柴胡桂枝汤治疗小儿肺炎

一、医案实录

患儿,王某,女,4岁。2018年10月14日初诊。

【主　诉】　反复咳嗽1个月。

【病史摘要】　患儿1个月前无明显诱因出现咳嗽,阵发性,痰不易咳出,无气急,初伴发热,体温最高39.0℃,恶寒无汗,无鼻塞流涕,无呕吐腹泻,曾至当地医院就诊,诊断为"急性肺炎",先后予头孢菌素类及阿奇霉素输液治疗10天,热退,咳嗽减少,未净,白天咳,痰不易咳出,昼夜汗多,手足欠温,胃纳欠振,大便调。平素反复发生呼吸道感染,胃纳欠振。

【体格检查】　体重15kg,身高104cm,形体偏瘦,面色㿠白,呼吸平稳,咽略红,双肺可闻及中细湿啰音,舌淡红,苔薄腻,脉细。

【辅助检查】　血常规＋超敏C反应蛋白:白细胞计数$7.5×10^9$/L,中性粒细胞百分比41.8%,淋巴细胞百分比58.4%,血红蛋白112g/L,血小板计数$218×10^9$/L,超敏C反应蛋白正常。胸片:双肺纹理增多,两下肺散在斑片状影。

二、四诊合参,选方用药

【四诊摘要】　反复咳嗽1个月,白天阵咳,痰不易咳出,昼夜汗多,手足欠温,面色㿠白,胃纳欠振,咽略红,舌淡红,苔薄腻,脉细。

【中医诊断】　肺炎喘嗽(痰浊内阻,营卫不和)。

【辨证分析】　患儿平素反复发生呼吸道感染,多汗,体弱,本属肺脾两虚,反复感邪,痰浊内阻,故咳嗽咳痰;加之住院输液10余天,正气更显不足。虚实夹杂,少阳枢机不利,营卫失调,故汗多,纳差,面色㿠白;正气不足,温煦作用不及,故手足欠温。咽略红,舌淡红,苔薄腻,脉细均为痰浊内阻、正气不足之象。

【治　法】　调和营卫,宣化痰浊。

【方　药】　柴胡 6g,黄芩 6g,姜半夏 6g,太子参 9g,桂枝 6g,白芍 9g,甘草 6g,大枣 10g,黄芪 10g,桔梗 6g,浙贝母 9g,苦杏仁 6g。7 剂。

二诊:晨起偶咳,出汗减少,胃纳增加,大便调,双肺湿啰音消失,舌淡红,苔薄白,脉细。上方去桔梗、浙贝母、苦杏仁,加防风 6g、炒白术 10g、煅龙骨15g、煅牡蛎 15g,继服 7 剂。诸症愈。

该患儿之后因外感断续在我处就诊,体质较前明显增强,体重、身高增加理想。

三、读书临证,医理切磋

王海云:临床上经常遇到这种案例,素体肺脾不足,感邪后病情迁延,既有表气不足,营卫失调,又有邪正相争,虚实夹杂,此为少阳枢机不利之证。柴胡桂枝汤可谓紧扣病机,方中小柴胡汤和解少阳,宣展枢机,以治半表半里;桂枝汤调和营卫,解肌辛散,以治太阳之表。对于痰热未净者,再加桔梗、浙贝母、苦杏仁宣化痰浊,扶正祛邪,消补兼施,表里同治。

盛师:《伤寒论》第 146 条"伤寒六七日,发热,微恶寒,肢节烦疼,微呕,心下支结,外证未去者,柴胡桂枝汤主之",这是太阳和少阳并病。"发热,微恶寒,肢节烦疼"是太阳的表邪未解。"微呕,心下支结"是少阳的里气不和,但是比较轻。虽有少阳证出现,但单纯用柴胡汤不行,因为还有太阳的表证未去,所以在小柴胡汤基础上加桂枝汤,太阳与少阳并治。清代吴谦言:"取桂枝之半以散太阳未尽之邪,取柴胡之半,以散少阳呕结之病,而不名桂枝柴胡汤者,以太阳外证虽未去,而病机已见少阳里也,故以柴胡冠桂枝之上,意在解少阳为主,而散太阳为兼也。"

胡芳:柴胡桂枝汤属于"和法",和法应该是八大治法之一,应用非常广泛,但关于和法的一些渊源了解不是很深入。

连俊兰:"中和"思想起源于古代的"和"文化,是"和"文化发展与继承的结果。传统"和"文化以儒家文化为主体,儒家理论思想以"和"与"合"为主要内容,前者强调的是不同个体之间要保持协调,后者则强调"天人合一"并非无原则的"同一",而是在整体上的"统一"。和法作为治疗八法之一被正式提出始于清代程钟龄《医学心悟》，他在书中提出："而论病之方，则义以汗、吐、下、和、温、清、消、补八法尽之。"清代戴天章在《广瘟疫论》中提出"寒热并用之谓和，补泻合剂之谓和，表里双解之谓和，平其亢厉之谓和"，进一步完善了和法的定义。广义的和法并不单指和解少阳法，还包括表里双解法、调和气血法、调和阴阳法、调和肝脾法、调和胃肠法等。在现代中医临床中，和法主要应用于半表半里、脏腑气血失和、寒热往来、虚实夹杂的病症。善用和法治疗儿科疾病是盛老师学术思想特点之一。

王其莉：反复发生呼吸道感染的患儿，用柴胡桂枝汤的机会也比较多，这些患儿往往表现为反复感冒，或反复咳嗽不已但又不甚，动则多汗，入睡易汗，遇风遇凉则鼻塞、流涕、喷嚏、咳嗽增多，舌质多淡红，苔薄白或薄腻。

连俊兰：盛老师临床还以此方加减治疗反复咳喘、反复不已的荨麻疹、小儿厌食、湿疹、过敏性鼻炎等病症，辨证属少阳不利、营卫不和者。辨证要点为胃纳欠振，多汗，疲乏，往来寒热，口干，肢节烦痛，舌苔薄白或黄白相兼，脉弦细、浮弦等。

盛师：柴胡桂枝汤作为小柴胡汤和桂枝汤的合方，既有和解少阳，解肌发表之功，又有外和营卫，内调气血之效，可治内外杂病，营卫气血经脉不通之病。临证尚需加减，伴咳嗽，痰热未净者，去人参、生姜，酌加桔梗、苦杏仁、浙贝母；多汗反复易感者，合玉屏风散；荨麻疹瘙痒明显者，酌加白蒺藜、徐长卿、防风；疹色偏红者，酌加牡丹皮、紫草；过敏性鼻炎、鼻塞甚者，酌加辛夷、白芷、石菖蒲。

林翔：少阳病要禁汗、禁下，加了桂枝还是有发汗的作用，这怎么理解？

盛师：一般在临床上，少阳病不能发汗或泻下，但是"并病"的时候，可以同时用。大柴胡汤就是少阳阳明并病，是柴胡证，但里实也有了，所以加大黄。柴胡桂枝汤就是既有太阳病，又有少阳病，所以将两方合在一起。

叶龙：那能不能先解表，再治少阳病？

盛师：少阳病有表证，可以表、半表半里同时用药，临床上会遇到患儿既有汗不出的表证，又有柴胡证，这个时候可以选择小柴胡汤合葛根汤，效果很好。但是只用发汗药，不用小柴胡汤是不行的，少阳之邪不会从汗解。刘渡舟曾提到："少阳病禁汗、禁下乃言其常，加大黄、桂枝，言其变。"

林翔：患儿初诊咳嗽、咳痰还明显，肺部湿啰音量多，此时小柴胡汤是否要去掉太子参？

傅大治：我认为可以暂不加太子参，以防滋腻恋邪。

王海云：该患儿初诊病史已有 1 个月，且平时就反复发生呼吸道感染，此时虽邪气未尽，但正气更显不足，扶正尤显重要。此方中盛老师所用太子参的量为 9g，亦是重视补气健脾扶正。

盛师：大家讨论得很好，临床应用时可根据患儿情况调整，体质比较差的儿童，太子参还是要加的，正气不足，难以抗邪外出，可以酌加山楂、麦芽以助运化。

叶龙：看到肺炎，想到的就是麻杏石甘汤、三拗三子汤，柴胡桂枝汤应用时还是很难把握辨证。

盛师：麻杏石甘汤、三拗三子汤在肺炎中应用确实很多，在邪气盛、正气也不虚的情况下，可以根据辨证选择。柴胡桂枝汤应用时肯定是出现了正气不足，邪正都不盛，病情迁延的情况，尤其对于平时就反复易感、多汗的儿童，应用机会更多。对于肺炎患儿，在咳嗽已经不甚，痰未净，又精神不振、胃纳欠佳、多汗等情况下，就可以选择此方。柴胡桂枝汤不太凉，也不太热，可以久服。

连俊兰：我补充一点，柴胡桂枝汤为小柴胡汤和桂枝汤合方，两方各减其半量合方而成，姜、枣取其量大者。这也是伤寒论中合方的一个特点。

盛师：今天我们讨论了柴胡桂枝汤的运用，复习了有关条文及临床运用要点，希望能将这个方剂更好地运用于临床。

（盛丽先诊治，王海云整理）

开胃进食汤治疗小儿厌食

一、医案实录

患儿,赵某,男,9岁6个月。2019年9月20日初诊。

【主　诉】　纳差1年。

【病史摘要】　约1年前开始食欲差,进食少,大便不调,活动后多汗,无口臭,无腹痛,无明显脾气急躁。平素喜食零食。曾在当地医院就诊,各项检查未见异常。一年来身高、体重增长缓慢。出生体重3.0kg,母乳喂养至6个月后混合喂养。

【体格检查】　体重26.5kg,身高130.0cm。神志清,精神佳。体格瘦小,面色少华,咽部无充血,心肺无殊,腹部软,无压痛、反跳痛。舌质淡,苔薄腻,脉细数。

【辅助检查】　血常规:白细胞计数$9.0×10^9$/L,中性粒细胞百分比60.5%,淋巴细胞百分比30.4%,血红蛋白130g/L。肝功能正常。肝胆脾胰B超未见异常。

二、四诊合参,选方用药

【四诊摘要】　纳差1年。食欲差,进食少,大便不调,活动后多汗,面色少华,舌质淡,苔薄腻,脉细数。

【中医诊断】　厌食(脾虚夹滞)。

【辨证分析】　小儿脾常不足,自幼娇惯,过于宠爱,饮食不节,日久超过了脾胃正常纳化能力,致纳呆食少。脾胃为后天之本,食量少,不能满足生长发育所需精微物质,故而体重、身高不增。脾为肺之母,母病及子,且小儿肺常不足,肺与大肠相表里,故大便不调,多汗。面色少华,舌质淡,苔薄腻,脉细数,均为脾胃虚弱、内有食滞之象。

【治　法】　健脾开胃,消食运滞。

【方　药】　太子参9g,炒白术10g,茯苓10g,炙甘草6g,姜半夏9g,陈皮6g,砂仁6g,豆蔻6g,木香6g,藿香6g,炒谷芽12g,炒麦芽12g,炒山楂9g,焦六神曲12g,炒鸡内金12g。7剂,每日1剂,水煎服,分2次温服。

二诊:胃纳增加,食欲明显改善,大便二日一解,成形,活动后仍多汗,面色转红润,舌质淡,苔薄,脉细。食滞已运,扶正为主,拟健脾和胃,调和营卫。

【方　药】　太子参9g,炒白术10g,茯苓10g,炙甘草6g,陈皮6g,桂枝6g,炒白芍12g,炒山楂9g,炒鸡内金12g,麦芽糖12g,大枣6g,生姜2片。7剂,每日1剂,水煎服,分2次温服。

三诊:胃纳增加,食欲佳,二便如常,活动后出汗减少,面色红润,舌质淡,苔薄,脉平。诸症好转,继以上方7剂巩固。

三、读书临证,医理切磋

盛师:连俊兰,这里用的是《医宗金鉴》的开胃进食汤,你是如何辨证的,讲讲思路。

连俊兰:首先这是一个单纯的厌食病症。病位在脾胃,应与积滞、疳证相鉴别。该例患儿食欲差1年,首先时间超过2个月,食量少、体重轻,虽然有饮食不节史,但未见腹胀腹痛、嗳气等积滞现象,故可以排除积滞。精神佳,无烦躁不安,无萎靡不振,未见口疳、眼疳等症,故可以排除疳证。因此,首先考虑厌食,当然这里的厌食属于中医范畴,不包括其他疾病导致的厌食症状。除主症外,面色少华,多汗,舌淡提示脾胃虚弱,而口臭,舌苔腻,脉数提示内有实证。开胃进食汤方中人参、白术、茯苓、炙甘草,即《太平惠民和剂局方》之四君子汤,可益气健脾,培土固本,以资气血生化之源;配合陈皮、厚朴行气除满,寓《小儿药证直诀》异功散之义;藿香、砂仁、丁香、半夏芳香化湿,醒脾开胃,合《小儿药证直诀》七味白术散之义,健脾益气,悦脾开胃;麦芽、焦六神曲消食和胃,以除食滞。全方以消补兼施、升降相宜、动静结合立法,具有益气健脾开胃,醒脾消食和中之功,正合此例患儿之证。同时,方中药味甘淡平和,无苦味、异味,易为小儿接受。

盛师:讲得很好。开胃进食汤中除六君子汤外,着重加入了芳香燥湿的醒脾药,如藿香、丁香、木香、厚朴、砂仁、陈皮共达六味之多,说明了脾与湿的关系,临床应视舌苔厚薄、润燥酌情加减这类香燥药。但对于脾胃阴虚、舌苔少或花剥的厌食患儿,不适宜用。

王海云:既然是脾虚夹滞,在化滞之后,应以健脾为主,二诊方药中选用了桂枝汤调和营卫。桂枝汤是盛老师常用的,我记得课本上厌食脾胃虚弱型选方是不换金正气散。我们具体该怎么选择呢?

盛师:不换金正气散治疗厌食病初期,以湿困脾胃、脾失健运为主,偏于实证,湿为重,还没到虚的地步。

连俊兰:中医的精华在于随证治之。该例患儿通过一诊后,纳食增加,但出汗无明显好转,这里的出汗不分昼夜,平素又易感冒,提示存在营卫不和,这时我就想到了桂枝汤。中医儿科前辈董廷瑶曾总结:营卫二气由脾胃后天的水谷之气所化生,脾为营之源,胃为卫之本。营卫之气与人体脾胃功能、正气的虚实强弱关系密切,它们在生理上互相作用,病理上互为因果。桂枝汤能调和营卫,适用于证属营卫不和、脾肺不足的厌食患儿。故二诊选用桂枝汤也取得了满意的效果。

胡芳:以前一直以为桂枝汤只是一个治疗外感病的方子,近年来看到很多关于桂枝汤的论述,赞之为仲景"群方之魁",我对其有了更深刻的认识。还记得《盛丽先儿科临证医方集解》中王海云师姐总结过桂枝汤,介绍了盛老师治疗小儿盗汗和反复荨麻疹的经典医案,指出桂枝汤有发汗和止汗的双向调节功能。

连俊兰:关于桂枝汤我们曾经讨论了很多。《伤寒论》原文:"太阳病,头痛,发热,汗出,恶风,桂枝汤主之。"柯韵伯说:"此条为桂枝汤本证,辨证为主,合此证即用此汤,不必问其为伤寒、中风、杂病也。"该方虽只有五味药,但配伍严谨,发中有补,散中有收,邪正兼顾,阴阳并调。桂枝治卫强,芍药治营弱,合则调和营卫,相须为用。桂芍等量合作,寓意有三:一为针对卫强营弱,体现营卫同治,邪正兼顾;二为相辅相成,桂枝得芍药使汗而有源,芍药得桂枝则滋而能化;三为相制而成,散中有敛,汗中寓补。由此构成外解肌表,内调营卫、阴阳的基本结构。生姜辛温,既能助桂枝辛散表邪,又兼和胃止呕。大枣甘平,既能益气补中,又可滋脾生津。姜、枣相配可升腾脾胃、升发元气而调和营卫。桂枝汤应用广泛,今后在临床上只要有"证",就可以好好运用此方,在治病的同时提高患儿正气,令邪不可干。

傅大治:鸡内金在治疗小儿厌食中应用颇多,老百姓非常熟悉了,现在在有些菜市场也能买到。盛老师,生鸡内金和炒鸡内金在我们儿科使用中有哪些讲究呢?

盛师:我认为鸡内金用于伤食、食积、积滞等实证为主,对于厌食、脾胃虚弱而食积不甚的,不宜用。

连俊兰:鸡内金是鸡胃上的一层角质内壁,是一味很好的中药,其味甘性平,归脾、胃、小肠、膀胱经,具有健胃消食、涩精止遗、通淋化石等功效。在我们儿科,鸡内金多用于食积不消、呕吐泄泻、小儿疳积、遗尿等症。小儿出现舌苔厚、口中有味、打嗝味道大、大便有臭鸡蛋味、肚子胀等症状时可选用,这时候要用炒鸡内金消食化积,且常常和焦三仙合用。而生鸡内金偏于活血化瘀,多用于治疗结石类疾病。正如《医学衷中参西录》说道:"鸡内金,鸡之脾胃也……中有瓷、石、铜、铁皆能消化,其善化瘀积可知。"因此,鸡内金除治疗厌食外,通淋利尿,削坚化石的作用也非常好。

王海云:说到《医学衷中参西录》,我想到张锡纯的资生汤,以山药养胃、白术健脾为主药,同时与鸡内金合用,"鸡内金为鸡之脾胃","其性甚平和,兼有以脾胃补脾胃之妙,故能助健补脾胃之药,特立奇功,迥非他药所能及也"。提醒后人凡在培补脾肾二脏之药中,若加入一味鸡内金之善运化者以佐之,就可使补药更好地发挥作用。对于脾胃虚弱者,我们常常应用白术健补脾胃为主,而土性壅滞,白术多服久服亦有壅滞之弊。将白术与鸡内金等分用之,即可使之扬长抑短,以更好地发挥其健脾的作用。补益与宣通并用,以通为补同样适用于小儿。

白月双:对于胃口不好,又夹积的儿童,也可以用炒鸡内金食疗吧?比如炒鸡内金3~6g,捣碎,与小米熬粥喝。

盛师:可以的,药食同源,我们儿科用药很多可以入膳,在《儿童中医调养》这本书中有推荐,大家有时间可以看看。

洪建英:盛老师,对于厌食,我在临床中发现有很大一部分并没有夹滞或夹积,就是胃口差,很少会喊饿,身高和体重都不达标,家长很着急,这样的怎么调理呢?

盛师:厌食是否夹积夹滞,主要望舌。舌淡或淡红,苔薄,一般未夹滞,平补脾胃为主,可用异功散加山药、白扁豆、生麦芽或参苓白术散。如舌苔少或花剥不腻,属于脾胃阴虚证,滋脾养胃为主,可用养胃增液汤加减(北沙参、制玉竹、石斛、白芍、乌梅、甘草)酸甘养阴。

王艳：盛老师，生麦芽和炒麦芽，临证时如何选用呢？

盛师：麦芽具有消食化积之功效，用于米面薯蓣食滞证，能够促进淀粉性食物消化，可与山楂、焦六神曲、鸡内金等同用。关于生麦芽，我们在《盛丽先儿科临证经验》这本书中有讲述，可以参考。麦芽生用有疏肝健脾之效。正如张锡纯所言："生麦芽虽为脾胃药，而实善疏肝气。"此外，朱良春前辈也认为麦芽疏肝而无温燥劫阴之弊，久用、重用亦无碍。而且其味甘入脾，性微温，不仅不败胃，还可助胃进食，得"见肝之病，知肝传脾，当先实脾"之妙。

王艳：以前总认为麦芽就是消食药，原来是一味特别适合我们儿科的妙药，以后要好好运用。

连俊兰：这次讨论只是厌食的一种证型，其实临床上脾虚肝旺型（木克脾土）的病例也很多，期待下次老师再给我们讲解。

（连俊兰、郝永龙诊治、整理）

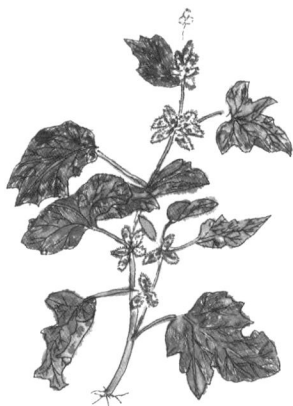

苍耳

己亥年·六月卅

连理汤治疗小儿泄泻

一、医案实录

患儿,郑某,女,1岁5个月。2019年7月11日初诊。

【主　诉】　反复大便,次数增加伴性状改变1年。

【病史摘要】　患儿1年前(4.5月龄)改人工喂养后出现大便次数增加和性状改变,为黄褐色块状或糊状便,每日2～3次,量不多,无黏液血便,无发热,无异常哭闹,无吐奶。先后于当地多家医院就诊,改氨基酸奶粉,并予益生菌、消化酶调节肠道菌群等,患儿腹泻基本好转,日解成形墨绿色大便一次。10个月前(7月龄)患儿又出现腹泻,症状同前,改为深度水解奶粉,适量添加辅食,后大便好转,每日1～2次,为黄色糊状便。3个月前(1岁2个月),患儿进食毛豆后又出现腹泻,每日排便3～4次,黄色糊状便,住院治疗,诊断为"1.迁延性腹泻。2.中度营养不良"。改为早产儿奶粉增加能量密度,停辅食,予输液营养支持等对症治疗。出院后患儿腹泻无明显好转,目前大便每日约4次,淡黄色米糊样便或水样便,量不多,胃纳欠振,今日于我院中医门诊就诊。

患儿系第二胎第二产,于2018年1月30日足月剖宫产(因母亲羊水量过少、胎儿宫内窘迫于孕37周娩出),出生无窒息、产伤、抢救史,出生体重2.75kg。母亲有桥本甲状腺炎病史,孕期定期复查甲状腺功能正常,未服药;孕20周时发现妊娠期糖尿病,第一胎时无,从饮食上控制血糖,未予药物治疗。出生后母乳喂养,至4个月余时,因母亲复查甲状腺功能低下,予左甲状腺素钠片治疗后,母乳量渐少而断奶,后改人工喂养。患儿有反复湿疹史;出生50天时有支气管炎史。否认药物、食物过敏史。患儿父母体健,有1个姐姐(5岁),体健,否认家族遗传病史。

患儿病来神清,近 3 个月精神稍软,胃纳欠振,夜寐一般,尿量略少,大便如上述,出生体重 2.75kg,母乳喂养至 4.5 个月,体重 5.5kg,后改人工喂养至今,体重 7.6kg。

【体格检查】 17 个月,身高 76cm,体重 7.6kg,形体偏瘦,面色少华,气平,精神稍软,皮肤干燥、弹性欠佳。前囟平软,1.5cm×2cm,咽红,三凹征阴性,心肺听诊无殊,腹软,未及包块,肝脾未及肿大,肠鸣音存在,四肢欠温,肌力、肌张力无异常。舌淡红,苔薄白,指纹淡紫。

【辅助检查】 大便常规+大便隐血无殊,轮状病毒阴性。血生化、血气分析均无明显异常。

二、四诊合参,选方用药

【四诊摘要】 证见大便次数增多伴性状改变 1 年余,近期大便每日 4 次,淡黄色米糊样便或水样便,不臭,多见食后作泻,时轻时重,胃纳欠振,面色欠华,形体消瘦,手足不温,小便略少,舌淡红,苔薄少,指纹淡紫。

【中医诊断】 泄泻(脾胃虚寒,气阴渐耗)。

【辨证分析】 患儿先天禀赋不足,加之后天喂养失当,脾失健运,不能化生精微,水反为湿,谷反为滞,并走于下,而成泄泻。患儿脾胃虚寒,腐熟失司,则见大便或稀糊或水样,食后作泻;脾虚日久,运化失职,则见胃纳欠振;脾主四肢,失于温运,则见手足不温;久泻耗气伤津,气血不足则见面色欠华,形体消瘦;泄泻迁延不愈,日久伤阴,则见小便量少;舌淡红、苔薄、指纹淡紫均为脾胃虚寒之象,苔少为气阴渐耗之象。

【治 法】 益气健脾,和胃生津。

【方 药】 (1)太子参 3g,炒白术 3g,茯苓 4.5g,炙甘草 1.5g,干姜 4.5g,黄连 1g,煨木香 3g,煨葛根 6g,乌梅 3g,炒白芍 3g,炒麦芽 5g,炒谷芽 3g。颗粒剂,3 帖共 6 包,每日一包,开水冲服,分 2 次服用。

(2)口服补液盐(备用)。

二诊:2019 年 7 月 18 日,药后大便每日一行,量较多,夹杂不消化食物,偶有矢气,服早产儿奶粉和炒米糊,胃纳转佳,尿量尚可,夜寐仍欠宁,舌淡,苔薄,指纹淡紫。治以健脾温中,通阳化气。拟理中汤合五苓散加减。

【方 药】 太子参 3g,炒白术 3g,茯苓 4.5g,炙甘草 1.5g,炮姜 1.5g,煨葛根 6g,乌梅 3g,焦六神曲 3g,桂枝 3g,猪苓 3g,泽泻 3g,煨木香 1.5g。颗粒剂,4帖共8包,每日一包,开水冲服,分2次服用。

三诊:2019年7月25日,药后大便每日1～2次,第一次先干后溏,第二次为稀糊便,复查大便常规＋隐血阴性,胃纳转佳,舌淡红、苔薄白、根稍腻,指纹淡紫。拟原方加减。

【方　药】 太子参3g,炒白术3g,茯苓5g,炙甘草1.5g,炮姜1.5g,煨葛根6g,乌梅3g,桂枝3g,猪苓3g,泽泻5g,煨木香4.5g,姜半夏4.5g。颗粒剂,7帖共14包,每日1包,开水冲服,分多次服用。

四诊:2019年8月9日,近1周大便每日1～3次,多为淡黄色糊状便,纳可,舌淡红,苔薄白腻,指纹淡紫。

【方　药】 太子参3g,炒白术3g,茯苓5g,炙甘草1.5g,炮姜1.5g,煨葛根6g,乌梅3g,煨木香4.5g,姜半夏4.5g,藿香3g,桔梗1.5g,陈皮1.5g。颗粒剂,7帖共14包,每日1包,开水冲服,分多次服用。

【食疗方】 炒山药、炒芡实、炒薏苡仁、炒糯米打粉,各取50g,加入250g炒米粉中,取适量,每日一餐,代替辅食。

患儿复感寒湿,腹泻迁延,加二陈汤以燥湿和中,佐以炮姜温运止泻,藿香、木香降泄浊阴,桔梗行气导滞。另芡实、炒薏苡仁、山药打粉为药,药食同源,健脾利湿止泻。

【案例追踪】 此后患儿定期复诊,上方加减,服中药及食疗方半年,后因新型冠状病毒肺炎疫情停药。期间泄泻未再发,胃纳转佳,体重明显增长。2020年5月14日复诊:患儿2岁4个月,体重10kg,大便约每日一行,成形,较粗糙,量多,寐多汗,胃纳可,舌质淡红,苔薄白,指纹淡紫。近10个月体重增长2.4kg。

三、读书临证,医理切磋

钱孝静:这是一个小儿泄泻病症。病位在脾胃,证见大便频次增多和性状改变,应与痢疾相鉴别。该例患儿泄泻虽便次频多,但病程1年余,迁延不愈,且大便中无黏液脓血,无腹痛,大便培养未见痢疾杆菌,故可以排除痢疾。治疗该例泄泻患儿,盛师以连理汤为主方。连理汤出自《张氏医通》,由四君子汤加干姜、黄连而成,其中四君子汤益气健脾;干姜辛温开通,温养脾土,脾得温则清气升;黄连辛开苦降,降泄浊阴,胃得开则浊阴降。全方有升有降,寒热并用,补清兼施,脾气升则健运复,脾湿运则泄泻止。

王艳：连理汤适用于以脾胃虚寒为主,兼有湿热之泄泻,患儿初诊时从症状和舌脉来看均未见湿热之象,她的湿热表现在何处?

盛师：初诊时患儿证候表现未见湿热之象,但是从病史考虑,患儿断奶后因人工喂养饮食失节,日久脾虚、积滞内停,致泄泻反复不愈。加之湿疹体质,因此除虚寒主证外,还应考虑患儿湿热内蕴的可能。

陈会芳：患儿脾胃虚寒,黄连味苦性寒,为何要加用黄连?

钱孝静：我查阅了一些资料,有一古方姜连散,由黄连配干姜(生姜)而成。《灵枢·官能》曰"寒与热争,能合而调之",是寒温并用、阴阳调和的理论基础。仲景也认为失治误治等因素可导致寒热属性完全相反的病机错杂并见,因此确立了寒热并调的治则,创寒温并用之先河。后世医家对此多有应用、发展。中焦湿热之邪非辛不开,非苦不降,黄连得干姜,亦通亦降,且温且清,脾胃升降之机得复,泄泻即渐止。

王艳：李时珍曰"一冷一热,阴阳相济"也是这个道理,两者配伍,寒温并用,最终得制方之妙,而无偏胜之弊。临床随证加减用于治疗脾虚为本,湿热为标,寒热错杂,虚实并存之脾胃病,如泄泻、痢疾、结肠炎、消化不良等均可收效。但辨证时需注意分清寒热虚实,掌握虚寒夹湿热,前者为主证,后者为兼证,不可本末倒置。

朱秋萍：此方亦有七味白术散之意,钱乙原方中白术、茯苓、藿香与葛根等量,此处为什么重用葛根,去藿香呢?

钱孝静：葛根甘辛而凉,汪昂《医方集解》谓葛根能升阳明清气,为"治泻圣药",故无论有无表证或寒热虚实之腹泻,通过配伍皆能应用葛根。这里七味白术散用大剂量葛根加强升阳止泻、生津止渴之功效。患儿已有气阴渐耗之象,藿香芳香偏燥,为防耗气伤津,故去之。

陈会芳：陈修园在《长沙方歌括》中写道："方主葛根,从里以达于表,从下以腾于上,辅以芩、连之苦,苦以坚之……坚肠胃以止泻。又辅以甘草之甘,妙得苦甘相合,与人参同味而同功,所以补中土而调脉道,真神方也。"综上所述,葛根者,直入阳明,升阳止泻,为清阳下陷之先行。葛根用在此处不仅有升阳止泻之功,更胜在调畅气机,气行则津液行,水湿下,清气升,清阳在上,则浊阴自降;生津止渴,对久泻所致脾阴虚亦有裨益,所以倍用葛根,适得其妙。

王艳：患儿首诊药后泄泻已止,胃纳转佳,然大便粗糙,盛师二诊时去黄连,又佐以五苓散。五苓散主治水湿内停、小便不利之蓄水证,患儿似乎未见此象,为何要加五苓散呢?

盛师:其一,五苓散旨在通阳化气,加强膀胱气化功能而利小便,并非单一利小便者。其二,理中汤温运中土,与五苓散合用,加强其温通阳气、健脾利水之功。

钱孝静:综观全方,不仅益气温运,更加入乌梅、甘草酸甘化阴,气阴同治。尤其是乌梅,其性酸涩,善涩肠止泻,对于迁延性腹泻、慢性泄泻,常配伍应用。

王艳:现代小儿脾胃病以脾失健运者居多,应以运脾为要。小儿脾常不足,脾胃的运化功能尚未健旺,而生长发育迅速,对营养物质的需求较高,不知饥饱,家长喂养失当,易为饮食所伤,出现积滞、呕吐、腹泻甚至疳积。我看到盛师在这例患儿后期加入了食疗方,将炒山药、炒芡实、炒薏苡仁、炒糯米打粉,各取50g,加入250g炒米粉中,取适量,每日一餐,代替辅食,口感好,更容易被小儿接受。

盛师:对于泄泻患儿,不仅要用药物治疗,而且要合理喂养,均衡饮食,脾胃和则体健。

（盛丽先诊治,钱孝静整理）

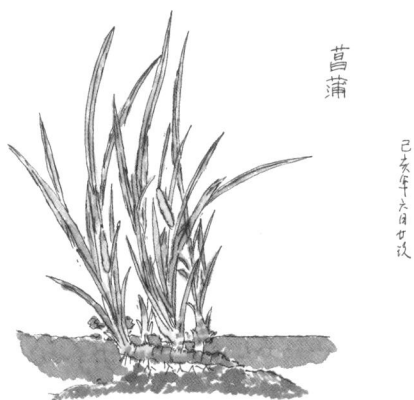

菖蒲

分期辨证治疗小儿过敏性紫癜

一、医案实录

患儿,赵某某,女,3岁7个月。2018年10月26日入院。

【主　诉】 反复双下肢湿疹1个月,再发2天。

【病史摘要】 患儿1个月来反复双下肢湿疹发作,湿疹表现为双下肢分布,大小不一,高出皮肤,色鲜红,压之不褪色,病初伴关节肿痛、腹痛,无呕吐腹泻,无呕血黑便,无关节畸形,至当地某儿童医院就诊,诊断为"过敏性紫癜"。经治疗后关节痛及腹痛症状好转,但湿疹仍反复发作,尿检未提示蛋白尿、血尿。2天前患儿出现鼻涕鼻塞,同时双下肢湿疹明显增多,波及臀部、上肢,无腹痛及关节疼痛,为求进一步就诊,来我院就诊,由门诊拟"过敏性紫癜"收入院。

既往史:既往体质一般,有过敏性鼻炎史,有2次肺炎史,否认麻疹、水痘等传染病病史,否认先天性心脏病、肾病等内科病史,否认手术、外伤、输血、中毒史,否认食物、药物过敏史。

个人史:第二胎第二产,足月顺产,无产伤、窒息史,出生体重3kg。出生后母乳喂养,生长发育同正常儿,按计划预防接种。平素挑食,喜荤菜甜食。母孕期无疾病及用药史。

家族史:有1个哥哥,6岁,体健。父母体健。否认家族类似病史,否认家族遗传病病史及传染病病史。

【体格检查】 体重15kg。神清,精神可,呼吸平,臀部、双下肢、手背可及湿疹,色红,对称分布,大小不一,高出皮肤,压之不褪色;手、足、背及双下肢轻度肿胀。咽充血,扁桃体Ⅱ度肿大,心肺听诊无殊,腹软,无压痛,肝脾未及肿大。腓肠肌无压痛。

【入院后辅助检查】 血常规未提示血小板减少;尿常规、肾早期功能检查未提示异常;凝血常规基础无异常;腹部及泌尿系超声检查未见异常。

【入院西医诊断】 1.过敏性紫癜。2.急性上呼吸道感染。

【入院诊治经过】 入院后予过敏性紫癜常规护理、软食;维生素 C 静脉滴注,营养支持治疗,氯雷他定、孟鲁司特钠口服抗过敏及中药等治疗。中西医结合治疗 1 周后病情好转出院。

二、四诊合参,选方用药

【四诊摘要】 2018 年 10 月 26 日初诊:皮肤紫癜鲜红,手、足、背及下肢肿胀,面色红润,鼻涕鼻塞,纳呆,咽红,乳蛾红肿,大便干燥,2 天一次,小便色黄,舌质红,苔白腻,脉滑数。

【中医诊断】 紫癜(血热妄行)。

【辨证分析】 患儿感邪后,外感风热之邪与气血相搏,热入血分,迫血妄行,血不循经,溢于脉外,发为紫癜。紫癜色鲜红,量密集为血热旺盛之征,鼻涕鼻塞为表邪未净、肺气不通之征,大便干燥,2 天一次,小便色黄,咽红,舌质红,苔白腻,脉滑数均为热证、实证之象。

【治　法】 清热凉血,佐以疏宣。

【方　药】 犀角地黄汤加减。水牛角 30g,生地黄 9g,赤芍 6g,牡丹皮 6g,紫草 6g,桔梗 6g,甘草 6g,玄参 9g,羌活 9g,独活 9g,白芷 9g,辛夷 9g。7 剂,水煎服,每天 1 剂,分 2 次服。

二诊:2018 年 11 月 2 日,皮肤紫癜逐渐消退,手、足、背及下肢肿胀缓解,鼻塞鼻涕缓解,面色红润,纳眠可,咽稍红,大便干燥,2 天一次,舌尖红,苔白腻,脉滑。外邪已去,为防紫癜反复,上方去宣肺通窍之药,投以清热凉血兼以化湿之剂。

【方　药】 水牛角 30g,生地黄 9g,赤芍 6g,牡丹皮 6g,紫草 6g,桔梗 6g,甘草 6g,玄参 9g,竹沥半夏 9g,茯苓 9g,枳壳 6g。7 剂,水煎服,每天 1 剂,分 2 次服。

三诊:2018 年 11 月 9 日,出院后门诊复诊,患儿每日湿疹有新发,量不多,现下肢及臀部可见散在瘀点,尿常规未见异常,无关节痛及腹痛,面色红润,纳眠可,喜荤菜,咽不红,大便仍干燥,2 天一次,舌尖红,苔白腻,脉滑。

患儿紫癜病情黏滞不爽,白腻苔始终存在,平素喜食肥甘厚味,大便干燥,舌尖红,苔白腻为湿热之征,二诊虽有化湿之品,但仍重在清血分之热,获效不著,转换思路从湿热论治,治以清化湿热,透泻伏热。三仁汤加减。

【方　药】苦杏仁 9g,豆蔻 9g,炒薏苡仁 9g,厚朴 6g,姜半夏 9g,滑石 4g,甘草 6g,淡竹叶 9g,黄芩 6g,牡丹皮 6g,紫草 6g,枳壳 6g,蝉蜕 6g,僵蚕 6g。7 剂,水煎服,每天 1 剂,分 2 次服用。同时告知饮食喂养注意点。

四诊:2018 年 11 月 16 日,患儿近 3 天湿疹未新发,尿常规未见异常,面色红润,纳眠可,咽不红,大便转润,1～2 天一次,舌淡红,苔薄白腻,脉滑。紫癜有隐退之势,舌苔转净,提示湿热渐化,病情向好,继予前方加减巩固治疗半月而停药。

2020 年 6 月 10 日,电话随访,紫癜未反复,定期复查尿常规未见异常。

三、读书临证,医理切磋

盛师:过敏性紫癜目前发病率有所上升,也是我们中医儿科医生门诊经常会遇到的病症。本案例虽然尚未引起临床可见的肾脏损害,但患儿紫癜反复发作,先后两次住院,也给家庭带来了诸多不便。今天王其莉提供的这个案例,通过中医中药的运用,使患儿紫癜病情得以缓解,也给这个家庭减轻了负担。大家讨论一下,谈谈从这个病例中获得的启发或者对诊治过程存在的疑问。

王其莉:我先谈谈我在病房首次接诊这个病例时的思路。过敏性紫癜属中医学"血证"范畴,为了与其他的出血证相区别,在中医儿科学教材中称其为"紫癜"。古代文献虽无"紫癜"一词,但所载"肌衄""发斑""葡萄疫""斑毒"等与本病有相似之处,如《外科正宗・葡萄疫》"葡萄疫,其患多生小儿,感受四时不正之气,郁于皮肤不散,结成大小青紫斑点,色若葡萄……"紫癜病因病机多认为是外感风热,热入血分,迫血妄行,或气虚不摄,血溢脉外,或阴虚火旺,虚火灼络,血不循经而致。而本案患儿初诊时湿疹色鲜红,密集成片,舌质红,苔白腻,脉滑数,故考虑血热妄行证,予犀角地黄汤清热凉血,玄参加强清热凉血之功,白芷、辛夷、桔梗、甘草宣肺通窍,羌独活祛风通络散邪。

连俊兰:患儿首诊治疗后湿疹明显消退,病情好转,我认为还是方证合拍的。斑疹性病症可参考温病治疗,叶天士在治疗温病时说"在卫汗之可也,到气才可清气,入营犹可透热转气,入血就恐耗血动血,直须凉血散血"。犀角地黄汤是治疗热入血分而致各种失血证的重要方剂,凉血(犀角、地黄)与活血散瘀药(赤芍、牡丹皮)同用,使止血不留瘀。但二诊再投以犀角地黄汤,湿疹并没有完全隐退,仍反复发作,虽然没有密集成片,但感觉始终好不彻底。三诊改换思路从湿热治疗,最终取得了比较好的效果。大家在遇到过敏性紫癜患儿湿疹反复发作会如何辨证呢?

王海云:湿疹反复发作是过敏性紫癜本身疾病的特点,也是治疗中一个比较棘手的问题,特别当患儿除了紫癜迁延不愈、他症不显时,我还会从以下方面加以考虑:病情特点、体质特点、舌诊特点。以本案患儿为例,病情特点是湿疹反复发作,遇外感后更甚;体质特点是喜食肥甘厚味,大便干燥,阳热之体;舌诊特点是舌尖红,苔白腻,提示湿热内蕴。结合这三个特点,小儿脾常不足,本患儿平素又饮食不节,痰湿内生,外感邪气后易从阳化热,与内蕴之湿热相搏,伏于血分,灼伤脉络,留于肌肤则皮肤紫癜反复。

叶龙:我在跟盛老师门诊时也经常遇到这样的病例,也经常看到盛老师采用三仁汤来治疗紫癜迁延不愈的病例。那么,三仁汤治疗过敏性紫癜的病机切入点是什么呢?

林翔:我同意海云师姐的分析,患儿后续湿疹迁延这个阶段的主要病机应该是湿热胶结,而不是简单认为有出血点就是血热,就要清热凉血。湿性黏滞,湿邪致病常缠绵难愈;湿热胶结,更是难解难分,促使湿疹反复不已,特别是湿与热胶结后就像早餐拌面里的油与面难解难分。三仁汤出自《温病条辨》,是治疗温病湿温初期,用在这里,宣畅气机,清利湿热。

胡芳:我补充一点跟师盛老师学到的三仁汤在儿科的运用体会——凡病机为湿热在气分,湿热并重,或湿重于热均可以加减运用,并不局限于湿温、暑温夹湿之证,视湿与热的轻重均可加减应用。初起,卫分症状较著者,可加藿香、香薷以解表化湿;往来寒热者,酌加青蒿和解化湿;热不甚者,去滑石、通草;热重者,酌加黄芩,以增清热化湿之力;紫癜湿疹色红者,酌加牡丹皮、紫草清热凉血。

叶龙:听了各位师兄师姐的讨论,我对三诊的辨证选方思路有了更深入的了解,但对方子还有一个问题,为何要加入蝉蜕、僵蚕呢?

王其莉:我这是学习盛老师总结的詹老(国家级名老中医詹起荪主任中医师)治疗"复发性过敏性紫癜"经验,詹老提出在治疗本病时需不忘清凉透泻血中之伏热,故常配以蝉蜕、僵蚕两味虫类药。蝉蜕、僵蚕出自温病名方"升降散",蝉蜕伍僵蚕能清透达邪,发散诸热,拔毒外出,从而使湿热胶结,壅遏肌肤,内伏血分之紫癜能透而达之,泄而清之。据现代药理学研究,二药均具有类皮质激素样作用,临床实践证明其有激素样作用而无激素样副作用。因此,二药是治疗小儿过敏性紫癜辨病与辨证相结合用药的良好选择。

胡芳:僵蚕是临床一味常用中药,但有文献报道僵蚕入药会引起人体的过敏反应导致湿疹、呕吐腹泻等,而过敏性紫癜患儿有很多也是过敏体质,这该怎么把握运用呢?

王其莉:僵蚕出自《神农本草经》,为蚕蛾科昆虫家蚕3～5龄的幼虫感染(或人工接种)白僵菌而致死的干燥全虫。从药理学方面来说,僵蚕作为异体蛋白,与高敏人群的蛋白质结合,形成完全抗原而致敏。因此,临床在治疗过敏性紫癜时,除了符合中医的证候特点外,还要注意询问家长患儿有没有顽固的皮疹、特应性皮炎或其他严重过敏反应的病史,如果有,那么还是要避免使用僵蚕。

盛师:关于僵蚕的使用,我再补充一点,如果同一时期遇到僵蚕过敏的病例比较多,那也要谨慎使用,可能这一批次的僵蚕致敏性比较高。另外我提个问题,《中医儿科学》教材中过敏性紫癜分型一般为风热伤络、血热妄行、气不摄血、阴虚火旺,而没有湿热内蕴证型,但是临床上却能经常遇到,按照湿热治疗取得较好效果,也证明了过敏性紫癜确实存在湿热内蕴的病机特点,那为什么现代过敏性紫癜的证型会有变化?

胡芳:我觉得这跟现代儿童饮食特点有关,随着家庭生活条件的改善,父母和祖辈总是把鱼肉荤腥留给孩子,有些还买营养保健品给孩子吃,而不考虑孩子能不能消化吸收,日积月累,蕴湿生热,脾胃运化失常,中焦湿热胶着,就会影响过敏性紫癜的发生发展。而且现代儿童的疾病谱也变了,营养剩余性疾病多了,比如性早熟。

盛师:胡芳分析的情况确实是临床常见的,这也提示我们在诊治患者时,不能生搬硬套教科书,要从实际来进行辨证论治,掌握更多的临床经验;同时在诊疗时,还要跟家长交代饮食注意点,合理喂养,对疾病的恢复肯定有裨益。

林翔:对于过敏性紫癜皮疹反复发作的,还有一些类型,舌苔是比较干净的,平素饮食、大便等情况也无明显异常,但就是皮疹不彻底好,经常会发作,这个从证型上来说应该不属于湿热吧?

王其莉:我在门诊时也有遇到林翔说的这些特点的过敏性紫癜患儿,一般从气不摄血、气阴两虚论治,归脾汤、生脉饮等加减治疗,有一定效果;也有一些中医辨证治疗后仍偶有皮疹新发,但量不多,特别是活动后皮疹发作明显,而尿检正常的,对这些患儿我会建议停药。过敏性紫癜是一种有一定自限性的疾病,对只有皮疹偶发,没有其他明显不适的患儿,可停药后观察。

盛师:你讲的情况在理,临床也不单过敏性紫癜,其他疾病比如慢性咳嗽、单纯性血尿等,如果症状比较轻微,舌苔干净,饮食睡眠也规律的,可以考虑停药观察,儿童有自我恢复能力,正如古人总结的儿童生理病理特点"生机蓬勃、脏气清灵、易趋复康"。回到本案,我们能从中体会,同一疾病在同一个患儿身上会呈现不同的证型,中医辨治反复发作性疾病可分阶段而论,并可结合疾病特点、体质、舌脉辨证。希望大家平时多实践、多总结,为更多患儿解除病痛。

(王其莉、胡芳诊治、整理)

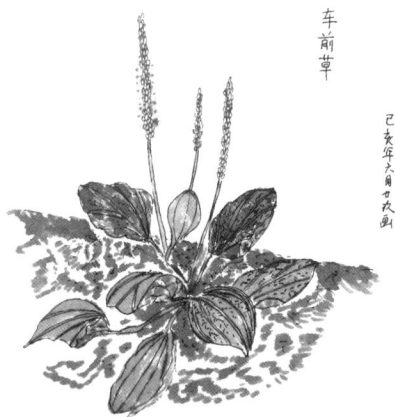

车前草

己亥年六月廿六画

五苓散加减治疗小儿肾病综合征

一、医案实录

患儿,赵某,男,2岁5个月。2010年3月31日入院,2010年4月4日中医初诊。

【主　诉】　全身浮肿、少尿20天,加剧伴咳嗽4天。

【病史摘要】　患儿于20天前发热,体温最高达38.5℃,鼻塞,流涕,同时伴双眼睑浮肿,晨起明显,尿量减少,遂赴杭州某医院求治,查尿常规,示尿蛋白＋＋＋,以"肾病综合征"收住入院,予抗生素及低分子右旋糖酐等治疗后,热退,浮肿未退,尿蛋白＋＋＋,家长要求出院后于当地某医院服中药治疗。4天前,患儿浮肿程度加重,伴少尿、泡沫尿,尿蛋白＋＋＋,并出现咳嗽、鼻塞流清涕,无发热,来我院就诊,由门诊拟"肾病综合征"入院。

既往史、个人史及家族史未见明显异常。

【体格检查】　体重13kg。神清,精神软,眼睑浮肿,呼吸平,咽充血,双扁桃体无明显肿大,心肺检查无殊,腹膨隆,移动性浊音＋,肝脾肋下未及,双下肢明显浮肿,按之凹陷。

【辅助检查】　尿常规:蛋白＋＋＋。血常规＋超敏C反应蛋白:白细胞计数增高,超敏C反应蛋白正常。生化示存在低蛋白血症、高脂血症。

【入院诊治经过】　入院后予低盐低蛋白饮食,头孢噻肟抗感染,低分子右旋糖酐、输血浆等对症治疗。4月3日起予泼尼松足量治疗(25mg/d);4月12日复查尿常规,示尿蛋白阴性,但随后患儿出现尿频、腹泻;4月24日至5月11日复查尿常规,示尿蛋白＋＋＋至＋＋＋＋,尿白细胞正常;5月14日至5月21日复查尿常规,示尿蛋白阴性而出院。

二、四诊合参,选方用药

【四诊摘要】 2010 年 4 月 4 日初诊:全身浮肿、少尿 20 天,加剧伴咳嗽 4 天。患儿遍体浮肿,按之不起,大腹胀满,小溲涩少,咳嗽初起,气平不逆,痰少不畅,鼻塞清涕,胃纳欠振,大便时干时溏,夜寐欠宁。咽红,舌淡红,苔薄白腻,指纹淡红。(泼尼松:早 10mg—中 10mg—晚 5mg)

【中医诊断】 本证——阴水(阳虚水泛),标证——感冒(外感风寒)。

【辨证分析】 小儿脏腑功能成而未全、全而未壮,本案患儿病初感受外邪,卫外失司,肺、脾、肾三脏功能虚弱,气化、运化失常,封藏失职,精微外泄,水液停聚而发为水肿。虽经治疗,但脏腑功能尚未恢复,水湿内蕴,困阻于脾,又复召风邪,引动内蕴之积湿,水为风激而横溢泛滥,以致遍体浮肿,按之不起,大腹胀满,此为阴水。肿甚则小溲涩少;风寒之邪未解,肺气宣发不畅,故见咳嗽、鼻塞清涕。患儿气平如常,尚无水凌心肺之虞。舌淡红,苔薄白腻,指纹淡红,为外感风寒、内停水湿之象。

【治 法】 表邪未解,急者先治标。治以宣肺利水,解表散寒。

【方 药】 桂枝 6g,白芍 6g,厚朴 9g,苦杏仁 3g,枳壳 9g,桑白皮 6g,大腹皮 9g,茯苓 20g,泽泻 6g,玉米须 20g,益母草 9g。7 剂,水煎服,每天 1 剂,分 2 次服。

二诊:2010 年 4 月 11 日,患儿咳嗽,鼻涕净,遍体浮肿略退,小溲仍涩,次频量较少,泡沫仍多,胃纳稍增,大便时干时溏,夜寐欠宁。咽不红,舌淡红,苔薄白腻,指纹淡红。外邪已解,水湿为患。治以利水退肿,引而竭之。方用猪苓汤合五皮散加减。(泼尼松:早 10mg—中 10mg—晚 5mg)

【方 药】 猪苓 9g,茯苓 15g,泽泻 9g,滑石 9g,阿胶珠 9g,玉米须 20g,淡竹叶 9g,枳壳 9g,大腹皮 9g,益母草 9g。7 剂,水煎服,每天 1 剂,分 2 次服。

三诊:2010 年 4 月 18 日,患儿小溲渐畅,浮肿仍未退尽,尿蛋白未转阴,胃纳恢复正常,大便仍时干时溏,平素易惊闹哭吵,夜寐欠宁,咽红,舌淡红,苔白腻,指纹淡红。气化不利,阳虚水停。治以通阳化气,健脾化饮。前方基础上加桂枝、附子。(泼尼松:早 10mg—中 10mg—晚 5mg)

【方 药】 附子 3g,桂枝 6g,茯苓 10g,白术 10g,玉米须 30g,大腹皮 9g,桑白皮 9g,泽泻 9g,猪苓 9g,桔梗 6g,甘草 6g。

上方加减治疗至出院。出院后患儿激素逐渐按医嘱减量,复查尿蛋白阴性,无其他不适症状而未坚持中医治疗。3个月后患儿尿检发现尿蛋白+,小溲频数,大便溏薄,而复至中医门诊。

2010年7月25日,诊见:近1周尿蛋白+,小溲频数,饮入即尿,每次尿量不多,无排尿哭闹,大便溏薄,每日3~4次,胃纳欠振,性情急躁,夜间少眠,舌淡红,苔薄白腻,指纹淡紫。目前激素剂量为15mg/5mg,每日1次。脾运不健,水湿不化。治以健脾利湿,温中燥湿。方以七味白术散合理中汤加减。

【方　药】　太子参10g,茯苓10g,甘草6g,炒白术10g,藿香9g,煨葛根15g,炒木香6g,姜半夏9g,炮姜3g,玉米须15g,车前草10g,炒薏苡仁15g。7剂,水煎服,每天1剂,分2次服用。

2010年8月1日复诊:尿蛋白±至+,小溲频数如故,大便溏薄,每日4~5次,胃纳欠振,夜眠不宁,舌红,苔薄白,指纹淡紫。清阳下陷,浊阴有余。治以益气健脾,升清温中。方以补中益气汤加减。

【方　药】　黄芪10g,炒白术6g,陈皮6g,柴胡6g,升麻6g,太子参6g,通草6g,茯苓9g,甘草3g,炮姜6g,防风6g,苍术6g。7剂,水煎服,每天1剂,分2次服用。

2010年8月8日复诊:患儿尿蛋白阴性,小溲次数减少,大便成形,每日1次,胃纳渐启,夜寐安静,舌淡红,苔薄白,指纹淡紫。继予前方加减巩固治疗1个月,尿频缓解,复查小便未见异常。

三、读书临证,医理切磋

盛师:肾病综合征患儿病程长,易复发,病因病机错综复杂,又要结合激素等免疫抑制剂的西医治疗方案,所以对每位患儿每一阶段的病情需要精心摸索,细心辨治。今天王其莉记录整理的这一个案例,诊治过程中运用了解表、利水、健脾、温阳、升清等法,蕴含了多个方剂,大家讨论一下,为今后更好地运用中医药治疗肾病提供思路。

王其莉:在整理盛老师这个医案的过程中,我发现这个肾病患儿的诊治主要分两个阶段:第一个阶段是肾病初发,伴上呼吸道感染,以浮肿、少尿为主要矛盾,中医理解为水湿泛滥,如果横溢之水不清除,那么极易产生变证;第二个阶段是肾病控制后出现尿蛋白+,脏腑功能紊乱,尿频,腹泻,胃纳不振,夜寐不安,如果不尽快理顺脏腑气机,五脏六腑各失其职,那么肾病很快有复发之势。

王艳:我先来谈谈对第一个阶段中医治疗的体悟。王其莉刚刚讲到了第一个阶段水湿是主要病因,但患儿首诊还伴有明显外感症状(咳嗽,鼻塞流涕),说明除湿邪外还夹有风寒,病位主要在上下二焦。《素问·标本病传论》曰:"急则治其标,缓则治其本。"因此,老师开的方子里面用桂枝加厚朴杏子汤宣肺疏风,解表散寒,五皮散及猪苓汤加减利水退肿,待标实去而以本虚为主时症见浮肿、少尿,则病因主要为湿邪内蕴,但这里老师在利水退肿方子基础上加了附子、桂枝,是为何意?

连俊兰:这个问题我有些许体会。张仲景谈"病痰饮者,当以温药和之",吴鞠通在《温病条辨》中曰"湿为阴邪,非温不化",说明湿邪不化之本在于不温,在于阳气受损。就好比雨势连绵不绝,地面道路上都是残留的水,甚至家中墙面泛潮,当太阳出来时,光芒万丈,离照当空,阴霾自散。这阳气是治疗湿邪最好的良药,故投以桂附,益火之源以消荫翳。另外我也有一个问题:恢复阳气在水肿治疗中起到了很大的作用,那么如何理解利水药在水肿期治疗的作用,利水药多为淡渗之性,有没有损阳之虞?

朱师:我看过盛老师所写的《读〈丁甘仁医案〉肿胀案有感》一文,对水肿的治疗有不少启发,桂附意在温补阳气,是扶正,利水药直接逐水伐湿,是祛邪。像本例患儿虚虚实实的病机,需要桂附匡扶阳气,也需要利水药因势利导。

盛师:是的,第一阶段重在理解阳气与水湿的关系,请大家再看看这个阶段的治疗有什么不妥的?

王其莉:我不明白老师在第一阶段复诊时为什么用猪苓汤?

盛师:这个问题问得好。该病案已过去10年,现在回过头来看,当时我在辨证治疗上仍有不当之处,导致疗效也不太好。从整个病史看,第一阶段应该是太阳表里证,也可以说是太阳经腑证,即外有太阳风寒未解、肺气失宣之经证,内有膀胱气化失司、小便不利之腑证,很明显是《伤寒论》太阳蓄水证,当以五苓散为主方,外解表邪,内利水湿,以恢复肺、脾、肾三脏水液代谢之功能,使"饮入于胃,游溢精气,上输于脾,脾气散精,上归于肺,通调水道,下输膀胱,水精四布,五经并行"。我初诊、复诊都没把握好病机,处方不妥,尤其复诊时竟用了猪苓汤利水清热养阴,而该患儿当时并没有热象,还是偏寒为主,为什么会用猪苓汤,百思不得其解,到三诊时才纠正过来。

朱师:盛老师的剖析对我启发很大,我们在回顾既往诊治的病案时,既要总结有效经验，也要思索失治误治之处，才能逐步提高临床疗效。现在我们来谈谈第二阶段的治疗。

王庆：第二阶段患儿尿蛋白＋，但我们不应只关注理化指标，我觉得患儿整体脏腑不和是关键，特别是二便的变化。本案患儿在住院期间及出院后的治疗中多次出现小溲数而少，大便溏烂，初治以通阳化气、温中健脾、淡渗利湿有效，后再以此法则效不著。最后老师用了补中益气汤解决了问题。

王其莉：对此我的理解是，正常情况下"饮食入胃，阳气上行，津液与气，入于心，贯于肺，充实皮毛，散于百脉"，患儿疾病迁延，脾胃虚衰，中气不足，溲便之变较久，土虚金衰，肺脾均虚，清阳下陷，浊阴有余，而湿胜之病丛生。用淡味渗利之药则脾气下陷而复渗泄之，是降之又降；单从中治，投以温中燥湿之法，无法使下陷之阳上升。故当遵"下者举之"之法，补中升阳，恢复脾胃的升清、散精功能，下陷之阳气升腾则肺气得补，湿气可除，其病可愈。故后以补中益气汤加减获效。方中以补中益气汤去当归而使脾胃健，清阳升，水精四布全身而不下泄，加防风取风药胜湿之意，并合黄芪、白术即玉屏风散补肺固表，加炮姜温涩止利，加苍术燥湿气，通草、茯苓淡渗利湿，则余湿去有出路。

胡芳：补中益气汤是李东垣升阳补中的代表方，由黄芪、人参、甘草、炒白术、陈皮、升麻、柴胡、当归组成，原书记载主治"一切清阳下陷，中气不足之证"，并在方后注"泄泻去当归，加茯苓、苍术、益智"。《医方集解》评价此方为"足太阴、阳明药也"，用于本案中治疗患儿清阳下陷之溲便疾病甚为合拍，在临床辨证中应抓住中虚气馁的病机关键。

王海云：盛老师倡导肾病治脾的学术观点，认为肾病虽责之于肺、脾、肾三脏，但以中土脾脏最为关键。治脾又有健脾、温中、升清等诸法，临床常选补中益气汤、升阳益胃汤、固元汤（老师自制经验方，主要药物由黄芪、太子参、白术、茯苓、防风、甘草、黄柏、砂仁等组成），根据患儿病情选择切合的方剂，我们还需要不断地学习。

盛师：大家讨论的我很有体会，大病犹大敌，用药如用兵，比如治标与治本，扶正与祛邪，温阳与通阳，脾土与金水，这种相互平衡制约的思想其实都是从阴阳理论化衍而来。《素问·阴阳应象大论》曰："阴阳者，天地之道也，万物之纲纪，变化之父母，生杀之本始，神明之府也，治病必求于本。故积阳为天，积阴为地。阴静阳躁，阳生阴长，阳杀阴藏。阳化气，阴成形。寒极生热,热极生寒。寒气生浊,热气生清。清气在下,则生飧泄。浊气在上,则生胀。此阴阳反作,病之逆从也。故清阳为天,浊阴为地;地气上为云,天气下为雨,雨出地气,云出天气。故清阳出上窍,浊阴出下窍;清阳发腠理,浊阴走五脏;清阳实四支,浊阴归六腑。"人的阴阳和天地四时之阴阳息息相通,无论治病、养生,皆法于阴阳,才能取得良效。大家平常除了经典医籍,还需要细读名家医案,如《丁甘仁医案》《蒲辅周医案》等,从医案中体会经典理论会达到事半功倍的效果。

（盛丽先诊治,王其莉整理）

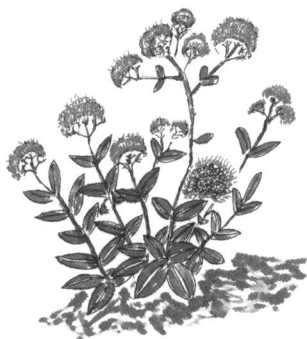

大叶景天

己亥年六日廿

五苓散合缩泉丸治疗小儿尿频

一、医案实录

患儿,林某某,女,7岁。2015年6月10日初诊。

【主　诉】　反复尿频尿急2个月,再发3天。

【病史摘要】　患儿近2个月反复尿频尿急,以白天为主,夜间正常,无遗尿,不起夜。小便次数多、量少,尿色清,严重时数分钟解尿一次,尿急不能控制,感冒及疲劳后易发。3天前感冒后尿频尿急加剧,约半小时解尿一次,尿量少,有时仅数滴,无尿痛。少量清涕,轻度鼻塞,无发热,无咳嗽气急,无咽痛,无腹痛腹泻,智力正常,神疲倦怠,胃纳不振,形体偏瘦,肌肉松弛。患儿既往体质差,反复发生呼吸道感染,经常腹泻。

【体格检查】　身高120cm,体重18kg,面色偏白,心肺检查未见异常,腹部软,无压痛,未及包块,外阴未见红肿,舌质偏淡,苔薄白,脉细缓。

【辅助检查】　尿常规、血常规均未见异常。

二、四诊合参,选方用药

【四诊摘要】　反复尿频尿急2个月,再发3天,以白天为主,夜间正常。尿色清,小便次数多,尿量少,尿急不能控制,无尿痛。智力正常,胃纳不振,形体偏瘦,肌肉松弛,神疲倦怠,轻度鼻塞,少量清涕,舌质偏淡,苔薄白,脉细缓。

【中医诊断】　尿频(肺脾气虚,肾气不固)。

【辨证分析】　患儿平素体质差,反复发生呼吸道感染,经常腹泻,纳差。脾肺本虚,日久及肾,肾气不固,气不化水,出现尿频。3天前感冒,肺气失宣则见鼻塞流涕。太阳表邪未解,内传太阳之腑,以致膀胱气化不利,故尿频加剧。神疲倦怠,胃纳不振,形体偏瘦,肌肉松弛,面色偏白,舌质偏淡,苔薄白,脉细缓,为脾肾气虚的证候表现。

【治　法】　通阳利水,益气固肾。

【方　药】　五苓散合缩泉丸加减。桂枝 6g,茯苓 10g,猪苓 10g,炒白术 10g,泽泻 9g,黄芪 12g,山药 12g,乌药 9g,益智仁 10g,桑螵蛸 10g,金樱子 10g,芡实 10g。7 剂。

二诊:2015 年 6 月 17 日,尿频明显好转,约 2 小时解尿一次,尿色清,鼻塞流涕已无,面白少华,舌质偏淡,苔薄白,脉细。表邪已解,肺脾气虚,下元不固。治拟益肺健脾,固摄下元。

【方　药】　玉屏风、四君子汤合缩泉丸加减。黄芪 12g,防风 6g,太子参 10g,炒白术 10g,茯苓 10g,甘草 6g,山药 12g,乌药 9g,益智仁 10g,桑螵蛸 10g,金樱子 10g,芡实 10g。7 剂。

随访至今排尿正常,即便感冒也无殊。

三、读书临证,医理切磋

盛师:尿频是中医病名,在排除小儿泌尿系器质性病变后常见于现代医学急慢性尿路感染、神经性尿频等。请洪建英先谈谈你对尿频的认识。

洪建英:小儿尿频病因有内外之分,外因责之于湿热之邪,内因责之于肺、脾、肾三脏俱虚。病程短,起病急(或反复发作),小便频数短赤,尿道口灼热疼痛,伴有畏寒发热、烦躁口渴的为湿热下注,属于实证,多见于现代医学的急性尿路感染。尿频色清、不痛、无发热属于虚证,多见于现代医学的神经性尿频。

叶龙:五苓散见于《伤寒论》太阳蓄水证,这里治疗尿频是什么病因病机呢?

连俊兰:这个问题我谈一下体会,五苓散由茯苓、猪苓、白术、泽泻、桂枝组成。其病机为水湿内停,膀胱气化不利所致。在《伤寒论》中治蓄水证,乃由太阳表邪不解,循经传腑,导致膀胱气化不利,而成太阳经腑同病。其功效以利水渗湿为主,兼以温阳化气之法。方中重用泽泻为君,以其甘淡,直达肾与膀胱,利水渗湿。臣以茯苓、猪苓之淡渗,增强其利水渗湿之力。佐以白术、茯苓健脾以运化水湿。《素问·灵兰秘典论》谓:“膀胱者,州都之官,津液藏焉,气化则能出矣。”膀胱的气化有赖于阳气的蒸腾,故方中又佐以桂枝温阳化气以助利水,解表散邪以祛表邪。盛老师用在此病例中,病机如何理解?

盛师:本患儿肺、脾、肾三脏本虚,感冒后表未尽,循经传腑。外有太阳风寒未解、肺气失宣之经证,内有膀胱气化失司、小便不利之腑证,很明显是《伤寒论》太阳蓄水证,运用五苓散切合病因病机,可收到很好的疗效。五苓散在小儿肾系疾病中应用比较多,如遗尿、水肿等,还有过敏性鼻炎清涕不能自控、小儿脾虚多口水等,但凡辨证属于阳气不足、内有水湿、下焦气化失司之证均可应用,也即中医异病同治之理。

朱秋萍:对"太阳蓄水证"我还不太理解,请盛老师指点。

盛师:"太阳蓄水证",简而言之,就是水湿停蓄于膀胱(膀胱属于太阳经),下焦气化不利,轻则"小便不利",重则"渴欲饮水,水入即吐者,名曰水逆",详细可再读读《伤寒论》的第71、74条。该患儿仅见小便不利,可理解为太阳蓄水证之轻症。

朱秋萍:谢谢盛老师!看来我需要再好好复习《伤寒论》。

王其莉:本病例一诊的处方是五苓散、缩泉丸、水陆二仙丹三方合用加桑螵蛸、黄芪而成。我知道缩泉丸出自宋代陈自明《校注妇人良方》,由天台乌药、益智仁、山药组成,具有温肾祛寒、缩尿止遗之功效,用于治疗下元虚冷、小便频数及小儿遗尿。方中益智仁温肾纳气,暖脾摄津,固摄缩尿,为君药。乌药温散下焦虚冷,以助膀胱气化,固摄小便,为臣药。山药健脾补肾而摄精气,为佐药;以盐炒,入肾经。三药合用,肾虚得补,寒气得散,膀胱之气复常,约束有权,共奏补肾缩尿之功。缩泉丸是治疗尿频、遗尿的常用方。桑螵蛸具有固精缩尿、补肾助阳之功效,用于遗精滑精,遗尿尿频,小便白浊。桑螵蛸是治疗尿频、遗尿的要药。这些药我在临床上也经常用,但水陆二仙丹用得不多,能给我们谈谈如何用吗?

盛师:水陆二仙丹出自宋代洪遵之《洪氏集验方》,由芡实、金樱子等分组成,具有补肾涩精之功效,临床上多用于男子遗精、女子带下,辨证属于肾虚、精关不固者,必须纯属虚证,切忌用于实证。《素问·六节藏象论》曰:"肾者主蛰,封藏之本,精之处也。"肾精亏损,封藏失职,则精液自泄。小儿虽无遗精、带下,但临床辨证为肾虚失固的病症均可配伍之,以加强固摄作用,如尿频、遗尿、肾病综合征后期的蛋白尿不消或者症状性蛋白尿等。

洪建英:西医学儿科的泌尿系感染和神经性尿频大都属于"尿频"范畴。请问盛老师我们可不可以辨病处方?比如泌尿系感染的尿频用八正散,神经性尿频用缩泉丸或五苓散？

盛师：泌尿系感染的尿频以实证或虚实夹杂居多，神经性尿频以虚证为主，但不绝对。八正散治疗实证为主，缩泉丸用于治疗虚证，五苓散通过辨证加减既可以用在实证，也可以用在虚证，只要切合其病机均可。

洪建英：通过这次学习，我对尿频的认识加深了很多，并进一步理解了同病异治和异病同治，对我提高临床诊治水平帮助很大。

（盛丽先诊治，洪建英整理）

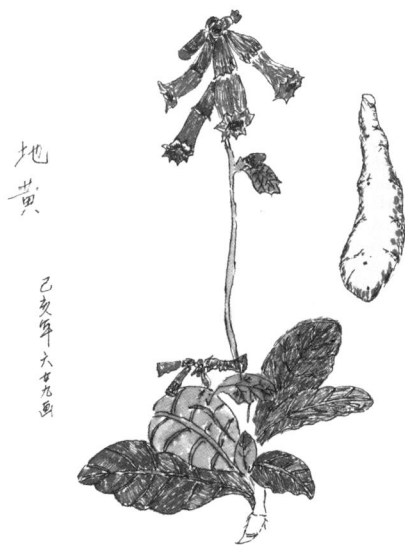

理中丸合七味白术散治疗小儿急性泄泻

一、医案实录

患儿,朱某某,男,6岁。2018年10月8日初诊。

【主　诉】　腹泻4天。

【病史摘要】　患儿4天前受凉后出现腹泻,大便日解3～4次,蛋花汤样,色黄,见少许泡沫,未见黏液脓血,时有腹痛,以下腹部为主,程度不剧。流清涕,微恶风寒,无呕吐,无鼻塞、咳嗽等其他不适,小便清长,自行服用双歧杆菌三联活菌散无好转。为求进一步诊治,遂来我院中医儿科门诊就诊。

患儿近1个月来隔日参加游泳训练,胃纳欠佳,夜眠尚安,近来体重无明显增减。

既往史:有过敏性鼻炎病史。

【体格检查】　神志清,精神可,呼吸平稳,无明显脱水貌,心肺无殊,腹平软,脐周轻压痛,无反跳痛,肠鸣音无亢进,舌淡红,苔白腻,脉浮紧。

【辅助检查】　大便常规(2018年10月8日本院):未见明显异常。

二、四诊合参,选方用药

【四诊摘要】　腹泻4天。大便稀溏,呈蛋花汤样,偶见泡沫,臭气不甚,时有腹痛,流清涕,微恶风寒,胃纳欠振,夜眠尚安,小便清长,舌淡红,苔白腻,脉浮紧。

【中医诊断】　泄泻(风寒泻)。

【辨证分析】　该患儿因调护失宜,感受风寒,风寒客于脾胃,脾失运化,湿邪阻滞,与风寒之邪相合而致泄泻,胃纳欠振;风寒犯肺,肺失宣肃,鼻为肺之外窍,故鼻流清涕,寒邪束于肌表,卫阳被遏,故恶风寒,舌淡红,苔白腻,脉浮紧为,风寒外感、内伤湿滞之象。

【治　法】　解表散寒,理气和中。

【方　药】　藿香9g,紫苏叶9g,白芷9g,生姜3g,姜半夏6g,陈皮6g,苍术9g,茯苓9g,炙甘草5g,大枣3g,大腹皮9g,丁香3g,焦六神曲9g。4剂。

二诊:2018年10月12日。患儿服药后诸症好转,晨起大便解1次,呈稀糊状,色淡不臭,小腹冷痛,喜温喜按,便前明显,便后痛减,偶有鼻衄,无鼻塞流涕,胃纳一般,夜眠尚安,小便清长,舌淡红,苔白略滑,脉缓。另予完善血常规检查,未见明显异常。

【治　法】　温中散寒,补气健脾。

【方　药】　炙甘草3g,党参9g,炒白术9g,炮姜3g,葛根15g,藿香9g,木香9g,茯苓9g,山药12g,石榴皮9g,防风6g,丁香3g。7剂。

在服药的同时,嘱患儿停止游泳1周,忌食辛辣、刺激、冰冷食物及海鲜。

患儿服药后诸症缓解,大便每日1次,质可,无腹痛,胃纳尚可,夜眠尚安,小便可。予停药,嘱忌口1个月,每次游泳后予少许姜汤温中散寒。随访1个月,患儿未再发生腹痛腹泻。

三、读书临证,医理切磋

盛师:腹泻病是小儿常见病,我先提个小问题,叶龙这篇整理的是"急性腹泻",朱秋萍整理了1例"慢性腹泻"病例,文中提到了"迁延性腹泻",有谁知道这几个概念的区别?

朱秋萍:我之前查阅过相关资料。我国对腹泻病的定义为大便性状改变或大便次数的异常增多,根据病程长短,可分为急性腹泻(病程≤2周)、迁延性腹泻(病程2周～2个月)、慢性腹泻(病程≥2个月)。另外,根据病因,腹泻病可分为感染性腹泻和非感染性腹泻;根据病情,可分为轻型腹泻和重型腹泻,这些是西医的分法,中医统称"泄泻"。

连俊兰:嗯,中医对本病的认识历史悠久,《内经》称本病症为"鹜溏""飧泄""濡泄""洞泄""注下""后泄"等,后陆续又有"下利""大肠泄"等称呼,直到宋金元时期才确立了"泄泻"这一病名。但泄与泻在病情上有一定区别,粪出少而势缓,若漏泄之状者为泄;粪大出而势直无阻,若倾泻之状者为泻。然近代多泄、泻并称,统称"泄泻"。谁来简单说一下小儿泄泻的相关中医认识?

叶龙:我参考了教材和指南,里面指出小儿泄泻多以感受外邪、伤于饮食、脾胃虚弱多见,病位在脾胃,病机的关键在于脾胃运化失职,脾困湿盛,大小肠传化失常,升降失司,水反为湿,谷反为滞,精华之气不能运化,导致清浊不分,混杂而下,故而泄泻。

连俊兰:那具体辨证呢?

叶龙:本病辨证可分为常证和变证。常证者可分为风寒泻、湿热泻、伤食泻、脾虚泻、脾肾阳虚泻五个证型,其中大便清稀如水,臭秽不甚,肠鸣腹痛,舌质淡,苔薄白者,属风寒泻;泻下急迫,量多次频,气味臭秽,舌红,苔黄腻者,属湿热泻;便稀夹不消化食物,气味酸臭,脘腹胀痛,泻后痛减,舌苔厚腻或微黄者,属伤食泻;病情迁延,大便稀溏,色淡不臭,食后即泻,疲乏倦怠者,属脾虚泻;久泻不止,大便清冷,完谷不化,形寒肢冷,精神萎靡,舌淡苔白者,属脾肾阳虚泻。小儿脏腑娇嫩,泄泻后易伤阴伤阳,易出现气阴两伤或者阴竭阳脱之变证。

杨雯雯:据此所说,叶龙诊治的这个案例初期为感受外邪而致风寒泻,以藿香正气散解表散寒,理气和中,辨证用方无误;药后好转,二诊为何不延用原方,而是换了诊治思路?

叶龙:我在临床上发现,对于儿童,若是单纯的风寒导致的腹泻,往往予藿香正气散3~4剂即愈。该患儿既往脾胃尚可,此次辨证用方得当,诸症好转,外寒已去,但泻仍未止,心生疑问,故而我反复追问病史,家属才告知患儿腹泻后仍坚持游泳。患儿平素体健,阳气盛,能抵御水中寒邪;此次腹泻后,脾胃已伤,阳气卫外不固,水中寒气直中,驱散无力,故而腹泻难以痊愈,证当属脾虚寒盛。

盛师:中医辨证灵活多变,切记不可拘泥于书本。临床上善于总结经验,根据个体辨证施治,是我们中医师必须学会的。

王庆:我看叶龙选用了理中丸合七味白术散加味,辨证用方切合,故而疗效显著。临床上,盛老师常将七味白术散用于治疗腹泻之证,盛老师能不能给我们讲讲这个方子的使用经验呢?

盛师:七味白术散出自宋代钱乙的《小儿药证直诀》,方中四君子汤补脾益气,藿香、木香降泄浊阴,葛根升腾清气,诸药相合,脾气益而复健运,脾湿运而泄泻止,钱氏谓此方"治脾胃久虚,呕吐泄泻,频作不止……不论阴阳虚实并宜服"。我在临床上治疗虚性腹泻时,均喜欢在此方基础上加减,但该方不适用于实证。

王庆:谢谢盛老师的讲解,我忽然想起《盛丽先儿科临证经验》这本书中提到的经验方健脾止泻汤这个方子,正是七味白术散合理中汤加味而成的,叶龙师妹看来已经学会将盛老师的经验融入自己的临床诊治中了。我回去也得好好学习领悟这个方子,便于以后更好地将它应用于临床。

王其莉:理中汤原方用的是干姜,叶龙这个案例中用的是炮姜,我想问一下,这两个药与生姜有什么联系,这三者又有什么区别呢?

叶龙:干姜、炮姜、生姜均来源于姜科植物姜的根茎,本源于一物。生姜为新鲜根茎,其性辛、温,长于发散风寒,又能温中止呕,温肺止咳;干姜为干燥根茎,其性辛、热,燥烈之性较强,长于温中散寒,回阳通脉,又可温肺化饮;炮姜为干姜的炮制品,性苦、温,辛散作用大减,善温中止痛止泻,止血效力亦强。古人有"生姜走而不守,干姜能走能守,炮姜守而不走"之说。这个案例中,患儿脾虚寒盛,又有鼻衄,干姜辛燥,温中力强,但辛散之力亦强,恐迫血妄行,加重鼻衄,而炮姜辛散力弱,温中力强,止痛止泻效佳,故而选了炮姜。

盛师:叶龙讲得很好,我在临床中也经常使用炮姜这味药,《得配本草》说"炮姜守而不走,燥脾胃之寒湿,除脐腹之寒痞,暖心气,温肝经,能去恶生新,使阳生阴长,故吐衄下血有阴无阳者宜之"。炮姜由干姜用沙烫至鼓起而成,又称炮姜炭。除了温中止痛力强外,炮姜又有收敛固涩的作用,故而我常将其用于诊治小儿虚寒性腹泻。但小儿用量不宜过大,以 3~6g 为宜。

王其莉:我还有个疑问,该案例患儿存在"便前腹痛,便后痛减"的症状,往往提示食积可能,但方剂使用了石榴皮这味收敛止泻的药,是不是有闭门留寇的风险?

叶龙:该患儿胃纳尚可,无腹胀表现,大便色淡不臭,舌苔不厚,脉缓,说明患儿没有食积,"便后痛减"当是脾虚寒盛导致的,脾虚则运化无力,寒主收引,寒性凝滞,便前寒凝气滞则腹痛明显,便后肠道暂时畅通则痛减,证属纯虚无实,故可用固涩药;且方中在使用石榴皮的同时,也用了木香、丁香等香燥温运药。固涩与温运同用,涩中有通,更是无妨。

盛师:可以这么理解。大家通过这次讨论学习,复习了小儿泄泻中医诊治的内容,对七味白术散和炮姜的功效及临床应用也有了进一步的了解,希望大家能更好地将它们应用于临床。

(叶龙诊治、整理)

知柏地黄丸合二至丸治疗紫癜性肾炎

一、医案实录

患儿,李某某,男,13岁。2019年9月28日初诊。

【主　诉】　反复镜下血尿2年余。

【病史摘要】　患者2年多前因双下肢湿疹,于当地医院就诊,诊断为"过敏性紫癜"。经治疗后双下肢湿疹消退,但查尿常规,示"镜检红细胞＋＋＋,尿蛋白＋",遂于当地儿童医院就诊,诊断为"紫癜性肾炎",予阿魏酸哌嗪片、槐杞黄颗粒服用,治疗2年无明显好转。2年来多次复查尿常规,示镜检红细胞＋＋至＋＋＋,尿蛋白＋至＋＋,无再发湿疹,无腹痛,无关节痛,无浮肿、少尿等其他不适,为求进一步诊治,来我院中医儿科门诊就诊。

患儿平素精神可,胃纳可,挑食,喜食肥甘厚味、辛辣刺激之品,夜眠尚安,大便干结,尿量可。近来体重无明显增减。

【体格检查】　神志清,精神可,面部皮肤干,可见粟粒样大小毛囊炎性丘疹、脓疱,色红,部分融合成片,全身其他皮肤、黏膜未见湿疹及浮肿,咽无充血,心肺腹检查无殊,舌红,苔少,脉细数。

【辅助检查】　尿常规(2019年8月24日):尿潜血阳性,尿红细胞＋＋/HP,尿蛋白定性±,尿白细胞阴性。尿红细胞形态(2019年8月24日):无明显异常,红细胞百分比66％,皱缩红细胞百分比34％。尿免疫四项(2019年8月24日):尿白蛋白12.30mg/L,尿免疫球蛋白G 13.00mg/L,尿α_1微球蛋白8.07mg/L,尿转铁蛋白<2.35mg/L,提示无明显异常。

二、四诊合参,选方用药

【四诊摘要】　反复镜下血尿2年余。伴面部痤疮,色红,胃纳可,喜食肥甘厚味,夜眠安,大便干,小便调,舌红,苔少,脉细数。

【中医诊断】 尿血(阴虚火旺证)。

【辨证分析】 该患儿素体蕴热,外感风热邪毒,热病之后耗伤津液,伤及肾阴,水不济火,相火妄动,灼伤肾络,而致尿血;阴虚内热,加之饮食不节,过食肥甘厚味,大肠积热,上蒸于肺胃,肺胃血热,则面生痤疮;阴亏则大肠干涩,肠道失润,则大便干结;舌红,苔少,脉细数,为阴虚火旺证的舌脉表现。

【治　法】 滋阴降火,凉血止血。

【方　药】 生地黄 10g,山茱萸 10g,淮山药 12g,泽泻 10g,茯苓 10g,牡丹皮 10g,知母 10g,黄柏 10g,酒女贞子 10g,墨旱莲 10g,仙鹤草 10g,茜草炭 10g,地榆炭 10g,白茅根 20g。14 剂。

二诊:2019 年 10 月 22 日,患儿面部痤疮较前明显消退,复查尿常规,示尿红细胞+,尿蛋白阴性,纳眠可,二便调,舌红,苔少,脉细数。

患者诸症好转,嘱清淡饮食,避免剧烈运动,予继续服用上方 2 个月。复诊示面部痤疮消退,尿常规示镜下红细胞 1～3 个,尿蛋白阴性,予停药。随访半年,尿常规均未见明显异常。

三、读书临证,医理切磋

盛师:近年来,儿童过敏性紫癜发病率呈上升趋势,由此继发的紫癜性肾炎在临床上也十分常见,但因本病发病机制尚不明确,目前没有特效疗法。这个案例是叶龙在临床中应用中医药治疗紫癜性肾炎的一个案例,比较典型。今天我们就一起围绕这个病例,对紫癜性肾炎的中医诊治进行讨论学习。我们先请叶龙来谈一谈中医对"紫癜性肾炎"的认识。

叶龙:祖国医学中并没有与"紫癜性肾炎"相对应的病名,但根据其临床表现的不同,可归于"尿血""精气下泄""水肿""发斑"等证。此病多为内外合病,虚实夹杂,患儿先天禀赋不足或素体热盛,外感风热邪毒或饮食失节,内生蕴热,引动伏热,内外之邪合病,与气血相搏,热伤血络,迫血妄行,血不循经而溢于脉外,发于肌表则为紫癜;热伤肾络,或病久伤及肾阴,水不济火,相火妄动,灼伤肾络,血溢膀胱,则表现为尿血;邪扰肾关,或病久致脾肾亏虚,脾失统摄,肾失封藏,精气下泄,则表现为蛋白尿;脾肾两虚,水液失运,气化失常,聚集而成湿,水湿不化,则发为水肿。

王艳:叶龙对紫癜性肾炎的中医病因病机认识讲得很详细,我再补充一点,就是瘀血。过敏性紫癜这个疾病隶属于中医"血证"范畴,紫癜性肾炎的病机自然与气血运行关系密切,病久血滞脉中,或离经之血,瘀滞不行而成瘀血,瘀阻脉道,加重出血等诸症。瘀血作为病理因素和致病因素,必然贯穿本病发生发展全过程,在诊治过程中不容忽视。

盛师:叶龙的分析思路比较清晰,再加上王艳的补充,紫癜性肾炎的中医病因病机分析就比较完整了。那谁能来讲讲该病的辨证思路?

杨雯雯:我曾阅读 2012 年版《中医儿科常见病诊疗指南》,上面有关于紫癜性肾炎辨证论治的相关论述。该指南将紫癜性肾炎分为风热夹瘀、血热夹瘀、阴虚夹瘀、气阴两虚夹瘀四个证型,确实跟王艳师姐说的一样,瘀血在该病诊治中贯穿始终。该病发病早期多属实证,风热夹瘀证患儿往往发病急,除了血尿、蛋白尿等肾炎表现外,往往皮肤紫癜明显,颜色鲜红,伴有发热、微恶风寒等风热表证,舌红,可见瘀斑,苔薄黄,脉浮数;血热夹瘀证患儿起病急骤,除了肾炎表现外,皮肤紫癜密布,颜色深紫红,伴有心烦、口干欲饮、鼻衄、齿衄、便血、便秘、小便短赤等内热炽盛表现,舌红绛,或见芒刺,舌下脉络迂曲,苔薄黄或黄厚,脉数、有力。该病发病后期多属虚实夹杂之证。阴虚夹瘀证患儿起病较缓,病程较长,除了肾炎表现外,常伴有紫癜反复,时发时隐,色暗红,或紫癜消退未再发,伴有潮热盗汗、手足心热、口干喜饮等阴虚内热表现,舌红少津,舌体有瘀斑,少苔或无苔,脉细数;气阴两虚夹瘀证患儿,在阴虚夹瘀证表现的基础上兼见平素易感、倦怠乏力、少气懒言等气虚症状,舌体有瘀斑,舌红少津,脉细弱无力。

王艳:对照雯雯讲的证型,叶龙诊治的这个案例应该属于阴虚夹瘀证,但患儿貌似血瘀症状不明显,这点怎么理解呢?

叶龙:我认为跟患儿长年服用阿魏酸哌嗪片有关。阿魏酸哌嗪片有抗凝、抗血小板聚集、扩张微血管等作用,相当于中药中的活血化瘀药,该患儿已坚持服用 2 年,故体内瘀血之象不明显。

盛师:可以这样理解。

杨雯雯:说到这里,我有一个疑问,有的医生会用双嘧达莫片,它和阿魏酸哌嗪片都有抗凝作用,该如何选择呢?

盛师:阿魏酸哌嗪片的主要成分阿魏酸哌嗪是根据川芎的成分人工合成的,它和双嘧达莫片都具有抗凝、抗血小板聚集作用,而阿魏酸哌嗪片还具有抗氧化、提升免疫力、改善肾功能、延缓肾衰竭的作用。双嘧达莫片的主要作用是扩张冠状血管,促进侧支循环形成,抗凝作用较弱。相对来说,我个人认为,阿魏酸哌嗪片对紫癜性肾炎更为合适。

杨雯雯:指南中这一证型选用了知柏地黄汤加减,我看这个病案在知柏地黄汤的基础上还加用了二至丸。这个方子我不是很熟悉,能请师兄师姐们讲讲它在这个案例中的作用吗?

王其莉:我在查阅资料过程中曾详细了解这个方子。二至丸出自《医便》,后又记载于《医方集解》,由女贞子(又名冬青子)和墨旱莲两味药组成,因女贞子以冬至日采者为佳,墨旱莲以夏至日采者为佳,故方名"二至"。方中女贞子甘平,益肝补肾;墨旱莲甘寒,入肝肾经,在滋补肝肾的同时,又能凉血止血。两药合用,共凑滋补肝肾、滋阴止血之功,尤其适用于肝肾阴虚兼有出血的病症。盛老师在《儿科心悟》这本书中提到将二至丸用于治疗 IgA 肾病恢复期肝肾阴虚的证候。叶龙这个案例也是肾阴虚兼有出血的典型证型,故而加用二至丸再合适不过了。

杨雯雯:经师姐这样一分析解释,我对二至丸这个方子有了更深入的理解,以后遇到合适的证型,应用起来也会更加顺手。

王艳:听了上面大家的讨论,我真是受益匪浅。我还有一个疑问想问一下盛老师,就是关于仙鹤草这味药,以前跟师的时候,盛老师在诊治肾系疾病时经常用到这味药,但我看书中这味药属于收敛止血药,该如何理解呢?

盛师:仙鹤草为蔷薇科植物龙芽草的干燥地上部分,又名龙芽草、金顶龙芽、脱力草、石打穿等,全国大部分地区有出产,以干燥地上部分入药,性平、苦、涩,归心、肝经,除了有收敛止血、止痢、截疟之外,还有补虚的功效。朱良春曾说"本品止血不留瘀,瘀血去则新血生,为血证要药""本品有强壮之功"。朱老将其与它药配伍用于治疗紫癜、癌症及其他杂症,均取得了较好疗效。我在临床中常将这味药用于治疗肾系疾病,尤其是虚证伴有尿血者,效果尤佳。

王艳:紫癜性肾炎患儿后期多体虚,症状又以血尿为主,用仙鹤草真是恰到好处啊。

盛师:通过这次关于紫癜性肾炎的讨论学习,我们不仅复习了书中相关知识,厘清了紫癜性肾炎的中医诊治思路,并且对二至丸、仙鹤草的临床应用有了更深入的理解,相信大家以后定能更好地将中医中药运用于本病的诊疗。

(叶龙诊治、整理)

脾肾同调法治疗特发性矮小症

一、医案实录

患儿,李某某,男,8岁3个月。2016年7月23日初诊。

【主　诉】　身高增长缓慢4~5年。

【病史摘要】　患儿4~5年前(从幼儿园开始)出现身高增长缓慢,每年3~4cm,近1年更为缓慢,增长2~3cm。于2016年7月11日至某儿童医院就诊,查血常规、尿常规、甲状腺功能、肝肾功能、胰岛素样生长因子1、胰岛素样生长因子结合蛋白-3、睾酮、皮质醇,均在正常范围;生长激素激发(精氨酸＋左旋多巴)试验示生长激素峰值≥10μg/L;骨龄5岁半左右;垂体磁共振检查正常。诊断为"特发性矮小症",建议予生长激素皮下注射治疗,家长因经济原因及担心副作用,遂来我院寻求中医治疗。患儿平素挑食偏食,食量小,进食慢,时有腹胀,出汗偏多,动则尤甚,入睡晚,入睡困难,夜间睡眠不安,翻身多,伴遗尿,夜间1~2次,大便溏薄,每日2~3次。

既往史:既往体质欠佳,上幼儿园后有反复扁桃体炎病史,经常使用抗生素(口服或输液)。

生长发育史:出生日期2008年4月25日,第一胎第一产,足月剖宫产,无产伤、窒息史,出生体重3.1kg,出生身长50cm,混合喂养,正常添加辅食,正常预防接种。3岁以前生长发育与同年龄、同性别儿童相同。

家族史:父母体健,否认慢性遗传性疾病史。父亲身高171cm,母亲身高158cm,爷爷身高174cm,奶奶身高155cm,外公身高169cm,外婆身高159cm。

【体格检查】　身高115cm,体重20.1kg,身材匀称,瘦小,面色萎黄,无特殊面容,毛发稀疏、黄软、无光泽,心肺腹检查无殊,无第二性征发育。舌质淡,苔白厚,脉细弱。

【辅助检查】 (2016 年 7 月 11 日,某儿童医院)血常规、尿常规、甲状腺功能、肝肾功能、胰岛素样生长因子 1、胰岛素样生长因子结合蛋白-3、睾酮、皮质醇均在正常范围;生长激素激发(精氨酸＋左旋多巴)试验提示生长激素峰值≥10μg/L;骨龄 5 岁半左右;垂体磁共振检查正常。

二、四诊合参,选方用药

【四诊摘要】 患儿身高增长缓慢 4～5 年,平素挑食偏食,食量小,进食慢,时有腹胀,大便溏薄,每日 2～3 次,出汗偏多,动则尤甚,睡眠迟,入睡困难,夜间睡眠不安,翻身多,伴遗尿,夜间 1～2 次,面色萎黄,毛发稀疏、黄软、无光泽,舌质淡,苔白厚,脉细弱。

【中医诊断】 矮小症(脾肾两虚证)。

【辨证分析】 该患儿素来挑食偏食,饮食失调,又因反复扁桃体感染及使用抗生素,伤及脾胃,脾失健运,腐熟运化功能失常,故而食量小,进食慢;脾气虚弱,升清无权,则出现腹胀、大便溏薄;饮食失调,胃气不和,故夜卧不安,入睡困难,翻身多;脾为后天之本,气血生化之源,脾虚运化失职,气血来源衰少,日久气血不荣于面部及毛发,故面色萎黄,毛发稀疏、黄软、无光泽;脾虚化源衰少而致肾气不足,失其封藏固摄之权,故出汗偏多,动则耗气,气不摄汗,故汗出益甚;肾虚气化失司,津液不藏,故见遗尿;脾肾两虚,气血不充,五脏失养,故身高增长缓慢。苔白厚,提示脾虚夹积;舌质淡,脉细弱,均为脾肾两虚之象。

【治　法】 健脾助运,益气补肾。

【方　药】 茯苓 8g,生甘草 6g,炒白术 8g,党参 6g,炒麦芽 8g,焦六神曲 8g,焦山楂 8g,鸡内金 6g,陈皮 8g,熟地黄 8g,淮山药 8g,山茱萸 8g,枸杞子 6g,盐杜仲 8g,酸枣仁 6g,菟丝子 8g。14 剂,每日 1 剂,水煎,早晚温服。

同时,嘱其三餐规律,荤素搭配,不食生冷、甜腻及油炸食物,少食用零食,睡前空腹 2～3 小时,尽量早睡,睡时关灯,不开小夜灯,早晚餐前半小时空腹跳绳 300～400 下。

二诊:2016 年 8 月 13 日,患儿食欲明显改善,食量较前增大,进食速度较前加快。腹胀减轻,大便每日 1～2 次,成形。出汗减少。入睡仍慢,睡眠较前安稳,夜间翻身减少。遗尿仍有,但次数较前减少。舌淡红,苔薄白,脉细弱。

患儿脾虚夹积之象明显好转,仍有脾肾两虚、气血不足之证,治以健脾益气,补肾壮骨,前方去炒麦芽、焦六神曲,加当归 6g,补骨脂 8g。14 剂,煎服方法同前,饮食、睡眠及运动同前。

三诊:2016 年 8 月 27 日,患儿身高 116.3cm,较前增加 1.3cm,体重未变。面色欠红润,毛发稀疏、欠光泽。食欲好,食量增加,进食时间最长不超过半小时。无腹胀腹痛,大便正常,每日 1 次,成形。入睡较前快,睡眠安稳。出汗正常,遗尿好转。患儿身高增加,诸症好转,治疗有效,前方去党参,菟丝子改为 12g。30 剂,煎服方法同前,饮食、睡眠及运动同前。

四诊:2016 年 9 月 24 日,患儿身高 117.2cm,体重 20.5kg。面色、毛发较前润泽,食欲正常,大小便正常,睡眠安稳,出汗不多。复查骨龄片无明显变化,继以前方巩固治疗 1 个月。饮食规律,注意补充优质蛋白质,早睡早起,跳绳早晚各增加 100 下。

五诊:2016 年 10 月 22 日,患儿身高 118.2cm,体重 20.8kg。面色红润,毛发润泽,食欲正常,出汗不多,睡眠安稳,二便正常。前方改为隔天 1 剂,巩固治疗 3 个月,煎服方法同前,其余饮食、睡眠及跳绳同前。

六诊:2017 年 1 月 21 日,患儿身高 121.5cm,体重 22.1kg,精神好,面色红润,食欲、睡眠、二便均正常,停中药口服,继续保持规律饮食,不挑食不偏食,增加优质蛋白质摄入,早睡早起,加强锻炼,继续早晚跳绳。随访半年,身高 125.5cm,体重 22.9kg,骨龄 6 岁半左右。

其后每 3 个月来院检查身高、体重,每半年复查 1 次骨龄片,每年春季予中药口服调理 3 个月。随访至今,身高 151.5cm,体重 41.3kg,骨龄 11 岁 2 个月,无第二性征发育。

三、读书临证,医理切磋

白月双:随着家长及少年儿童对生长发育的关注度越来越高,因身材矮小而前来就诊的患儿越来越多。矮小症指身高低于同年龄、同性别、同种族平均身高两个标准差或第三百分位数者,其中以特发性矮小症最为多见。特发性矮小症是指出生时身材指标均正常,无明显全身性器质性疾病,且未查出内分泌系统和染色体异常情况,但在生长发育过程中身高符合矮小症的诊断标准,骨龄正常或延迟,年生长速度<5cm,生长激素药物激发试验显示生长激素峰值≥10μg/L,胰岛素样生长因子 1 水平正常的一种病因不明的匀称

性矮小疾病。

《中医儿科学》教材还没有"矮小症"这个疾病的相关教学内容,大多只根据相关文献、指南及临床症状对症治疗,并没有一个系统的中医诊疗思路。希望今天通过这个病例的分享,与大家一起讨论特发性矮小症的中医诊疗思路,为我们今后应用中医药治疗特发性矮小症提供临床参考。

盛师:的确,随着社会的发展,目前对矮小症的研究已经成为医学界一个新的热点。纵观中医历代古籍,并无矮小症病名的记载,有关矮小症的论述大多散见于五迟、五软、胎怯、胎弱等疾病的描述。《张氏医通　卷十二五·五迟五硬五软》云:"五迟者,立迟、行迟、齿迟、发迟、语迟是也。"《婴童百问》提出:"五软者,头软、项软、手软、足软、肌肉软是也。"钱乙在《小儿药证直诀》中描述"五迟"的典型表现:"长大不行,行则脚细,齿久不生,生则不固,发久不生,生则不黑。"《校注妇人良方·候胎门》关于"胎弱"云:"夫妊娠不长者,因有宿疾,或因失调,以致脏腑衰损,气血虚弱,而胎不长也。"《小儿药证直诀·脉诊治法》云:"胎怯,生下面色无精光,肌肉薄,大便白水,身无血色,时时哽气多哕,目无精彩。"从症状描述看,上述疾病患儿确实都存在生长发育障碍的情况,但矮小症患儿除身材矮小外,其智力发育、其他脏器功能均与一般小儿无异,故上述疾病与临床矮小症不能等同,应把矮小症看成一个独立的、新的儿科疾病。

王其莉:我先来提个问题,西医学认为体质因素、出生前宫内发育不良、内分泌疾病、营养因素、生长激素缺乏症、代谢性疾病等均有可能导致小儿生长障碍,从而造成其身材矮小。那么,中医学对矮小症的发病是怎么认识的呢?

胡芳:早在《黄帝内经》时期,人们就已认识到生长发育与先天遗传因素有着密切的关系。《灵枢·天年》云:"人之始生……以母为基,以父为楯。"《诸病源候论·小儿杂病诸候》云"骨是髓之所养,若禀生血气不足者,即髓不充强,故其骨不即成",提示生长发育与肾、脾有着密切关系。若先天禀赋不足,后天调摄失宜,或因疾病影响,则致脾肾两虚,化源不足,骨之生长缓慢而导致身材矮小。

白月双:师姐说的没错,这个病例中的患儿正是因为饮食失调,加之疾病、药物影响,而致脾肾两虚,气血不充,机体失于濡养而致生长缓慢,临床上这样的病例最为多见。《内经》有云"人始生,先成精,精成而后脑髓生,骨为干,脉为营,筋为刚,肉为墙",提示人的生长发育不仅与脾肾密切相关,还与心肝密切相关。肾藏精,寓元阴元阳,主骨生髓,主生殖发育,为先天之本,小儿的生长发育有赖于肾精的填髓与充养。若患儿先天禀赋不足,肾精不充,则可致五脏不坚,筋骨不强,或单独骨骼生长缓慢,以致矮小。脾为"后天之本""气血生化之源",小儿生长发育的先天之精在出生后全赖后天水谷之气血精微濡养。若小儿饮食失调,或因病致虚,脾胃虚弱,腐熟运化功能失常,则气血不充,五脏失养,亦可致小儿生长发育缓慢。肝主疏泄,调畅情志,又主藏血,在体合筋,肝脏疏泄功能正常,则机体气机畅达,气血调和,经脉通利,促进机体的生长和代谢。若肝主疏泄功能异常,导致肝血亏虚,筋骨失养,也可引起生长缓慢,身材矮小。心主血脉,若心血不足,脑髓失充,心不守舍,则夜寐不安,影响生长发育。

盛师:你们分析的都不错,中医学认为矮小症的病因病机以虚为主,可归纳为"先天之虚"与"后天之虚"。"先天之虚"多指先天禀赋不足而致肾虚,"后天之虚"多指心、肝、脾三脏失于调养而致心血虚,肝血虚,脾气虚弱。脾气虚弱主要指脾运不足,气血生化之源;肝血虚则指筋骨失于荣养;心血虚则指神失所养,夜寐不安。或因先天禀赋不足或因后天调摄失宜,导致心、肝、脾、肾四脏失于滋养,气血不荣,骨肉不强,筋脉不坚,生长发育缓慢而致矮小。

胡芳:矮小症的发病与心、肝、脾、肾密切相关,那么临床上如何进行辨证呢?

连俊兰:我查阅相关中医古籍及现代文献,发现各医家对矮小症的辨证见仁见智。《儿科萃精·五软症》云:"头项软为肝肾病,手足软为脾胃病……因大病或久病之后,忽见头项软者,盖此证重脾肾尤重在胃,因胃为五脏六腑之化源,若能升举其脾气,则脏气有所禀,而诸软之症悉除矣。"《儿科要略》云:"五迟者,其病根由于肾气不足,骨髓不充,有类于软,故治法宜加味地黄丸以补肾养血,身体过弱者可用八味丸。……五迟之证,俱属于亏弱之类,用药切勿伐其生生之气。"虽然"五迟、无软"病症与矮小症不尽相同,但是所提出的治则方药于后世治疗矮小症多有所启迪。部分现代中医学者认为治疗矮小症需重视调理患儿脾胃,常运用醒脾、运脾及健脾之法;认为脾虚为其他类型矮小症的成因基础,临床常用异功散合大造丸加减。此外,也有学者将本病分为肝郁不舒、脾胃失和、肾阳不足、肝脾失调、肝肾亏虚和脾肾两虚六型,以和肝益肾、调补脾胃为基本治法,分别以柴胡疏肝散、健脾丸合木金丸、金匮肾气丸、逍遥散、六味地黄丸和附子理中丸为基础方剂。目前,中医对矮小症辨证论治尚无统一观点。

白月双:我在儿童生长发育专科门诊中使用中药治疗矮小症已经有一段时间,发现经过中药治疗后,很多患儿的疗效并不比用生长激素差,像这个病例中的患儿,中药治疗第一年就长了 10.5cm,第二年 9cm,第三年 9.5cm。还有很多患儿,疗效较好的一年可以长 8~10cm,疗效欠佳的也可以在原来的生长速度上每年多长 2~3cm。矮小症以虚为本,这是大家目前比较一致的认识,或脏气虚,或气血虚,或阴虚,或阳虚,我在临床中按脏腑辨证,归纳为三个证型:脾肾两虚证(以脾虚为主或以肾虚为主)、肝肾阴虚证、心肝血虚证。我发现临床上以脾肾两虚证最多见,肝肾阴虚证其次,心肝血虚证较少。

连俊兰:那么这三个证型临床表现各有什么特点?

白月双:脾肾两虚证多表现为从出生后或幼时即出现生长发育落后,往往以瘦小、食欲差为主诉就诊,常伴腹胀少食,神疲困倦,肢软无力,动则气促,夜晚尿频,便溏,舌淡,脉沉弱。肝肾阴虚证多由久病劳伤,或温热病邪耗伤肝阴及肾阴,或先天禀赋不足,肾阴亏虚而及肝阴不足,形成肝肾阴虚,临床多表现为疾病以后突发的生长发育落后,身高增长缓慢,常伴形体消瘦,口燥咽干,失眠多梦,盗汗,脾气急躁,五心烦热,大便干结,舌红少苔,脉细数。心肝血虚证由心肝二脏血液亏虚,失于濡养所致,多由体虚久病,阴血虚少,或失血过多,或他脏病变累及心肝二脏等引起,一般多表现为缓慢出现的生长发育落后,常伴失眠多梦、注意力不集中、记忆力差、双目干涩、面色无华、爪甲不荣、舌淡、脉细弱等。

胡芳:我想知道本病临床上有实证吗?

白月双:我在临床上遇到很多小朋友或因过食肥甘厚味,或因喂养不当,导致脾失健运,胃不腐熟而食积内停,多见食欲不振、脘腹胀满、嗳腐恶心、大便酸臭、舌苔厚腻等实证表现,日久脾胃虚弱,中气不运,不能化生气血精微,濡养机体,而致生长发育缓慢形成矮小症。这样的患儿病初多为实证,久则由实转虚,成为虚实夹杂之证,最终仍以虚证为主。

盛师:小白对矮小症的辨证总结比较简单、直观,也比较容易掌握,大家在今后的临床工作中可以试着参考运用,看看还有什么不足之处,一起完善。矮小症患儿根据体质,或肾虚,或脾虚,或心血虚,或肝血不足,或因实致虚。出生时或自幼矮小,多与肾虚有关;营养不足,生长缓慢,多与脾虚有关;睡眠不足,注意力不集中,多与心肝血虚有关。本病临床表现虽各有侧重,但脾肾两虚是疾病的本质,治疗的关键是健脾补肾。

连俊兰:这个病例中,患儿为脾肾两虚证,从处方来看,应是大补元煎加减治疗。我们都知道大补元煎具有救本培元、大补气血之功,需重用人参大补元气,然而处方中并未用人参,而是用党参代替,且只用6g,还在三诊时就减去党参,这是什么缘故?

白月双:首先,这个患儿虽为脾肾两虚之证,但就诊初期伴腹胀及舌苔白厚,提示素体脾气虚弱,又有食积内停,治疗既要益气养血,培补元气,又不可滋补太过,以免碍气,故用少量党参与茯苓、陈皮、白术配伍健脾补气;与焦山楂、鸡内金、麦芽、焦六神曲配伍健脾和胃,消食助运;与熟地黄相配,即是景岳之"两仪膏",善补元气。其次,患儿虽有气虚,但没有元气虚脱之象,临床上只要健脾补气、补肾壮骨即可,暂不需要大量人参救本培元,补气固脱,方中用熟地黄、当归滋阴补血,枸杞、山茱萸、菟丝子补肝肾、强筋骨,杜仲温肾阳,酸枣仁补中安神,生甘草助补益而和诸药。另外,考虑党参为大补元气之品,长时间使用有引起性早熟的可能,故在三诊气虚之证改善后即予停用。

王其莉:当归、熟地黄、菟丝子、枸杞、山茱萸、杜仲等均属滋补之品,该患儿舌苔白厚,存在食积,这个时候用这些滋补之品会不会加重食积?

白月双:这个问题特别好,其实我当初也犹豫过,但是考虑到患儿同时有大便溏薄,每日2~3次,出汗偏多,动则尤甚,夜间遗尿1~2次,提示我们患儿不仅仅只是脾肾两虚,同时存在肾阳不振之象。肾为先天之本,脾为后天之本,脾之健运,有赖于肾阳之温煦,若肾阳不振,火不生土,脾阳衰弱,反而不利于脾胃运化腐熟功能的恢复,故在健脾理气助运的前提下予熟地黄、当归、枸杞、山茱萸、菟丝子、杜仲等甘温益气之品填精益髓,温补脾肾,以达脾胃得运、生化有源之目的。

连俊兰:我还有个疑问,师妹的方中一直有菟丝子这味药,复诊时剂量不减反增,又是因为什么?

白月双:中医认为肾为先天之本,内寓元阴与元阳,是人体生长发育的根源,脏腑功能活动的原动力。菟丝子甘辛微温,入肾经,温可助阳,既能补肾气又能补肾阳,肾气充沛,肾精充足,骨髓充盈,则能促进骨骼生长。本病例患儿在脾虚及食积症状得到改善后,菟丝子剂量由原来的8g增加至12g,同时配伍补骨脂,既温脾阳又温肾阳,脾肾双补以达补髓壮骨的功效。动物实验研究发现,大剂量菟丝子能有效提高骨密度,促进透明软骨修复。

盛师:我再补充一点,菟丝子入肝、脾、肾经,具有滋补作用,"补不足,益气力,肥健人,于滋补之中,皆有宣通百脉,温运阳和之意"。菟丝子禀气中和,既可补阳,又可益阴,具有温而不燥、补而不滞的特点,对脾肾两虚的患儿尤为适宜。《本经》曰:"菟丝子为补脾肝肾之要药……三经俱实,则不足补矣。"菟丝子性温味甘,入肾经,可补肾精,肾精足则心血得养,骨髓充盈,具有益气养心补脑之功;入肝经,肝主疏泄,疏泄功能正常,则气机调畅,气血和调,经络通利,血液的运行也就顺畅;入脾经,脾主运化,为气血生成之源,脾气健旺,则血液化源充足,可保证心血充盈。不过,临床上还需注意,菟丝子虽为一味平补阴阳的药材,但是由于其药性偏于补阳,故素体阴虚火旺、大便干结、小便短赤者不宜用。

胡芳:江浙民间一带有服用三七粉或三七炖小公鸡帮助长个子一说,是真的吗?

白月双:我查阅了很多文献,没有临床研究直接证明三七粉或三七炖小公鸡可以促进身高增长,但在临床中发现,让已经初潮或遗精的青春期儿童服用,确实加快了身高的增长。三七是补血活血的中药,性甘,味微苦、温,归肝、胃经,有散瘀止血、消肿定痛的作用。《中药大词典》记载:"三七生吃,祛瘀生新,消肿定痛,并有止血不留瘀,行血不伤新的优点;熟服可补益健体。"《本草纲目拾遗》云:"人参补气第一,三七补血第一。"有临床报道,外伤骨折的人服用三七后,可以促进骨骼生长,推测三七活血化瘀及补血作用可能有促进生长激素分泌和利用的作用。

小公鸡指的是刚刚打鸣的没有完全成长起来的公鸡,性温、味甘,含有大量氨基酸、蛋白质,具有补阳填精、补中益气的功效,可能有刺激生长激素分泌的作用。

盛师:三七是一味很有意思的中药,既能补血又能活血,还能促进骨折患者的骨骼愈合。是否能促进矮小症儿童的骨骼生长值得今后进一步研究。大家还要注意,熟三七与小公鸡都属于温补之品,可能促进性早熟,是否在女孩初潮、男孩遗精之后服用更安全?

王其莉:很多矮小症的患儿被要求跳绳、早睡、饮食均衡,我们中医理论根据是什么?

王海云:中医养生的"天人相应"理论对儿童生长发育有一定的指导意

义。《素问·上古天真论》曰"上古之人,其知道者,法于阴阳,和于术数,食饮有节,起居有常,不妄作劳,故能形与神俱,而尽终其天年,度百岁乃去",提示生长发育与均衡的营养、合理的运动、充足的睡眠、愉悦的精神相关。《灵枢·邪客》云:"人与天地相应。"小儿后天正常的生长发育需要顺应自然,脾健补肾,培补正气,可有效预防疾病,保证小儿体格正常生长;谨养后天,调和五脏,各脏腑功能相互协调,四肢百骸才能得到充足的营养,生长发育才能正常进行。

盛师:相比其他常见病、多发病,目前中医儿科对小儿矮小症诊治的临床经验仍较少,需要在中医理论的指导下,通过临床辨证论治,结合起居有时、动静相合、作息规律等良好的生活习惯,才能有助于身高的增长。希望大家在今后的工作中继续总结经验,互相交流,为中医药辨证治疗矮小症提供更多的临床依据。

(白月双、王艳诊治、整理)

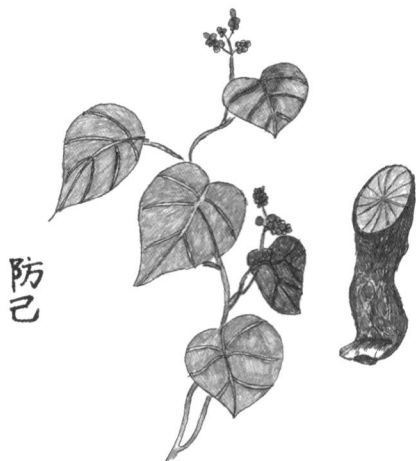

防己

平肝健脾法治疗抽动症

一、医案实录

患儿,陈某某,男,8岁。2018年5月12日初诊。

【主　诉】　反复眨眼、耸鼻及嘴角抽动2年,加重3个月。

【病史摘要】　患儿于2年前无明显诱因出现用力眨眼、耸鼻及嘴角抽动,呈阵发性发作,时轻时重,先后数次至某儿童医院就诊,头颅磁共振及脑电图检查均未见异常,诊断为"抽动障碍",先后予静心口服液、菖麻熄风片口服治疗半年,上述症状仍反复发作,抽动时轻时重、时发时止,家长自行停药。近3个月来患儿症状加重,频繁眨眼、耸鼻,喜揉眼,嘴角抽动明显,伴手脚多动,脾气急躁,冲动任性,注意力不集中,夜间睡时出汗较多,睡眠不安,翻身多,食欲不振。平素挑食明显,喜荤腥及零食,每日入睡前必饮300ml左右牛奶,大便干稀不调,小便正常。

既往史:既往体质可,有湿疹及过敏性鼻炎病史。

【体格检查】　精神佳,好动,形体偏瘦,面色青黄,目下晦暗,鼻腔轻度充血,咽后壁可见少量滤泡,心肺听诊正常,神经系统检查无阳性体征。舌红,苔薄黄,脉弦细,略数。

【辅助检查】　头颅磁共振、脑电图(某儿童医院,2016年4月25日)未见异常;血常规、肝肾功能、微量元素检测(本院,2018年5月12日)基本在正常范围。

二、四诊合参,选方用药

【四诊摘要】　患儿反复眨眼、耸鼻、嘴角抽动2年,手脚多动,脾气急躁,冲动任性,注意力不集中,夜间睡时出汗较多,睡眠不安,翻身多,食欲不振,大便干稀不调,形体偏瘦,面色青黄,目下晦暗,舌红,苔薄黄,脉弦细,略数。

【中医诊断】 抽动障碍(脾虚肝郁,风火上扰)。

【辨证分析】 小儿脾常不足,易患食积。该患儿喜荤厌素,喜食零食,睡前饮奶,饮食不当而致食积内停,脾失健运,故食欲不振;气血筋脉失于滋养,故而形体偏瘦,面色青黄;食积日久,郁而化热,内热扰中,故夜卧不安,出汗多;脾土营木,肝木疏土,脾弱肝强,肝脾不和,则大便干稀不调,脾虚生化乏源,血不养肝则肝阳上亢,阳亢化风,扰动清窍,故反复眨眼、耸鼻、嘴角抽动;肝失疏泄,气郁化火,风火上扰,故脾气急躁,冲动任性,注意力不集中。舌红,苔薄黄,脉弦细,略数,皆为脾虚肝郁、风火扰动之象。

【治 法】 健脾疏肝,熄风止抽。

【方 药】 水牛角 9g,钩藤 8g,柴胡 8g,郁金 6g,炒白术 8g,茯苓 8g,生甘草 6g,炒僵蚕 8g,酒地龙 8g,枳壳 6g,全蝎 3g,生山楂 8g,鸡内金 8g,炒白芍 8g,野菊花 8g,石菖蒲 8g,牡丹皮 8g。14 剂,水煎,分 2 次口服。

同时,告知家长三餐规律饮食,荤素搭配,睡前 2 小时空腹,尽量少看电子屏幕,增加户外运动。

二诊:服药 14 剂,眨眼、耸鼻及嘴角抽动次数较前减少,抽动力度较前减轻,手脚多动及注意力不集中改善不明显,脾气急躁明显缓和,夜间睡时出汗减少,睡眠较前安稳,食欲明显好转,二便调,舌淡红,苔薄,脉弦细。患儿食积及内热之象较前好转,但面部动作及肢体动作仍多,证属脾虚肝旺,肝风内动之证,仍以健脾疏肝熄风为则,前方去郁金、牡丹皮、鸡内金,加蜈蚣 3g,天麻 6g,蜜远志 8g。14 剂,水煎,分 2 次温服。

再次告知家长规律饮食,荤素搭配,睡前空腹,尽量少看或不看电子屏幕,增加户外运动。

三诊:患儿仍时有眨眼,次数不多,程度轻微,耸鼻及嘴角抽动明显好转,手脚动作仍多,注意力较前集中(作业完成速度较前加快),发脾气次数明显减少,睡眠安稳,无盗汗,食欲正常,二便调,舌淡红,苔薄,脉略弦。患儿抽动症状明显缓解,目前以眨眼为主,前方去蜈蚣、全蝎,加青葙子 8g,野菊花 8g。14 剂,水煎,分 2 次温服。生活作息及饮食同前。避免精神刺激。

四诊:患儿面色较前红润,目下晦暗不明显。眨眼、耸鼻及嘴角抽动基本缓解,在兴奋时偶有发作,好动较前有好转,手脚动作略多,注意力集中,偶有发脾气,睡眠安稳,无盗汗,食欲正常,二便调,舌淡红,苔薄,脉平。患儿目前诸症好转,仍以前方 7 剂,水煎隔天温服,减量巩固治疗 2 周。

嘱咐家长注意培养患儿良好的生活习惯和学习习惯,减轻精神压力;多运动,增强体质。门诊随访至今,患儿在劳累、感冒及情绪不佳时偶有轻微发作,能迅速缓解。生长发育正常。

三、读书临证,医理切磋

盛师:儿童抽动障碍又称抽动秽语综合征,临床简称抽动症。这是一种起病于儿童和青少年时期的慢性神经精神障碍性疾病,其临床特征为不自主的、反复的、快速的一个部位或多部位肌肉运动性抽动和(或)发声性抽动,并可伴有注意力不集中、多动、强迫性动作、思维或其他行为症状。近年来,儿童抽动障碍的发病率不断提高,其症状也越来越复杂,已经严重影响患儿的生活及学习;并且,随着社会压力、学习压力的不断增大,该病的复发率也不断上升。

白月双:老师,现在门诊中确实遇到很多患有抽动障碍的小朋友,经常有家长询问该病是怎么形成的。我认真查阅了相关文献,发现目前西医学对这个病的发病原因以及发病机制还未明确。大多数学者认为该病发生可能与遗传、神经精神、免疫损伤以及其他病理损伤等因素密切相关,是多种因素共同作用的结果。那我们中医对这个病的病因和发病机制又有什么样的认识呢?

盛师:中医对这个病的认识最早可以追溯到《黄帝内经》时代,《素问·阴阳应象大论》曰"风胜则动",《素问·至真要大论》曰:"诸风掉眩,皆属于肝",已经指出主要病位在肝,主要病机为风。另外,很多中医古籍都有相关记载。如宋代钱乙在《小儿药证直诀·肝有风甚》中指出:"凡病或新或久,皆引肝风,风动而止于头目,目属肝,风入于目,上下左右如风吹,不轻不重,儿不能任,故目连劄。"明代王肯堂在《证治准绳》中指出:"水生肝木,木为风化,木克脾土,胃为脾之腑,故胃中有风,瘛渐生,其瘛疭症状,两肩微耸,双手下垂,时腹动摇不已,名曰慢惊。"清代张璐在《张氏医通》中曰:"瘛者,筋脉拘急也;疭者,筋脉弛纵也,俗谓之抽。"以上描述与抽动障碍症状颇为相似。虽然中医古书籍中并没有明确的病名,但根据其症状及病因病机,可归属于"肝风证""慢脾风""瘛疭"等范畴。肝体阴而用阳,为风木之脏,主疏泄,性喜调达,其声为呼,其变动为握。小儿或先天禀赋不足,或饮食所伤,或感受外邪,或情志失调,或学习紧张,劳累疲倦,无论何种因素,导致肝的功能失调,均可触动肝风而形成本病。

连俊兰:老师,这样看来抽动障碍与肝风的关系最为密切。肝风又有虚实之分,实风多为肝风亢动,虚风多为阴虚风动,临床上对两者如何准确辨证?

盛师:这个问题看起来简单,却非常重要。儿童抽动障碍的最终治疗目的就是祛风止抽。那么,在祛风之前,首要是对实风与虚风辨证准确,才能有的放矢,治疗才能事半功倍。实风多因情志失调,五脏失和,气机不畅,郁久化火,或感受六淫之邪,外邪从阳化热,热引肝风,风火上扰则发抽动,其临床特点为病程较短,抽动频繁有力,发声响亮,常伴烦躁易怒,面红目赤,便干尿黄,舌质红,苔黄,脉象弦滑有力;虚风多因先天不足,真阴亏虚,或热病伤阴,或肝病及肾,肾阴虚损,水不涵木,虚风内动则抽动,其临床特点为病程较长,抽动较弱,发声较低,常伴形体偏瘦,两颧潮红,五心烦热,舌红苔少,脉弦细数。本病病程较长,常虚实夹杂,应根据不同阶段的临床表现准确辨证。

王艳:老师,这个病例中患儿因饮食不当造成脾虚肝郁,风火上扰,而致抽动,应该属于虚实夹杂、本虚标实之证。该患儿病位主要在肝和脾,临床上这样的病例较多,那儿童抽动障碍的病位又是如何辨证的?

盛师:是的,该患儿抽动时间较长,初期以脾虚为主,后期为脾虚肝郁并存,属于虚实夹杂、本虚标实的典型病例。该患儿虽然病程较长,但只涉及肝脾二脏,且临床症状典型,易于辨证。临床上儿童抽动障碍症状变化多样,往往涉及多个脏腑,在辨清虚实的前提下,还需要对病位准确辨证才能保证疗效。本病病位主要在肝,常与脾、心、肾密切相关,尚可累及于肺。本病的发生一般与两脏及两脏以上脏腑功能失调有关。病位在心肝者,抽动更为频繁、剧烈,常有不同程度的夜寐不安,常伴心烦,夜汗多,舌红或舌尖红,苔薄或剥脱,脉弦数或弦细。病位在肝脾者,抽动时轻时重、时发时止,常伴食欲不振,大便时干时稀,时有脘腹胀满,面色青黄,舌红,苔多腻,脉弦滑或滑数。病位在肝肺者,抽动以面部症状为主,耸鼻、清嗓动作较多,且时有秽语,抽动症状的加重与反复感冒关系密切,常伴活动后出汗多,乏力。病位在肝肾者,抽动时作,抽动程度较轻,自控能力差,常伴遗尿,身形瘦小,舌红苔少,脉弦细数。

王艳:好的,经老师这么一讲,我大致有了一个较为明确的思路。对儿童抽动障碍的辨证首先须辨清虚实,再结合临床症状特点辨明发病脏腑。

王海云：老师，我知道目前西医对本病的治疗以镇静药物为主，不但治疗时间长，且副作用大，一旦停药又极易复发。我们中医治疗本病有什么优势？中医治疗本病的思路又是什么？

盛师：中医在治疗本病的过程中秉承辨证论治及整体观念的原则，运用辨证论治的思想对本病进行对症治疗，在缓解儿童抽动症状方面确实具有良好的效果，且副作用小，复发率低，受到很多家长的欢迎。根据本病病位在肝，又与心、脾、肺、肾密切相关，临床治疗以平肝熄风为主，兼顾宁心、健脾、益肺、补肾。应用"虚则补之，实则泻之"的原则，谨查"阴阳所在而调之，以平为期"。从肝论治者，以平肝、疏肝、清肝、柔肝为主而平熄内风；从心论治者，以清心、养心为主而安神定志；从脾论治者，以健脾为主而扶土抑木；从肺论治者，以益肺、清肺为主而实卫固表；从肾论治者，以补肾益阴为主而滋水涵木。由于本病善行而数变，症状变化多样，在治疗过程中应根据患儿的症状及病情变化及时调整治疗方案，使其外风得清，内风得止，心静神宁，病自缓解。

白月双：老师，对本病的治疗用药我还有个疑惑，在治疗儿童抽动障碍的方子中，经常看到介石类药物和虫蛇类药物，而其他疾病的治疗中较少看到这类药物，这是为何？

盛师：不错，你观察得比较仔细。前面已经提到，中医在治疗本病时着重肝脏的调理，以祛风为主要治疗目的，在用药方面，善用此类药物，主要起到"介类潜阳，虫类搜风"的作用。

常用的介石类药物有磁石、龙骨、牡蛎、珍珠母等，取其熄风重镇之功。磁石味咸、性寒，入肝、心、肾经，功效为镇惊安神，平肝潜阳，聪耳明目，纳气平喘。龙骨性甘、涩、平，入肝、心、肾经，功效为镇惊安神，平肝潜阳，收敛固涩。牡蛎味咸、性微寒，入肝、胆、肾经，功效为重镇安神，平肝潜阳，软坚散结，收敛固涩。珍珠母味咸、性寒，入肝、心经，功效为平肝潜阳，清肝明目，镇惊安神。此四味药在大龄儿童且抽动幅度较大、病情反复者中应用较多。

比较常用的虫蛇类药物有僵蚕、地龙、蝉蜕、蜈蚣、全蝎、乌梢蛇、蕲蛇等，取其搜风通络之效。僵蚕咸、辛、平，具有祛风定惊之功。蝉蜕味甘、性寒，既能祛外风，又能熄内风而定惊解痉。地龙咸、寒，具熄风通络之功。乌梢蛇性甘、平，入肝经，功效为祛风通络止痉，《本草纲目》言其能"透骨搜风，截惊定搐"。蜈蚣性辛温，有毒，入肝经，功效为熄风解痉，攻毒散结，通络止痛，善治各种因素引起的痉挛抽搐。全蝎性辛、平，有毒，入肝经，功效同蜈蚣，常与蜈蚣相须为用，因这两者有毒性，故临床剂量不宜偏大。以上虫蛇类药物效用由轻至重，其中乌梢蛇、蜈蚣、全蝎三味药尤宜于病久邪深者。若患儿抽动症状极重、反复时间较长，则可用蕲蛇替换乌梢蛇，以增强祛风通络之功。

盛师：通过本次对儿童抽动障碍病例的学习讨论，大家对本病的中医病因病机、辨证思路及用药有了更清晰的认识，希望今后以此认识和思路为起点，在吸取古代及现代医家临床经验的同时，结合自身长期行医的临床实践，进一步深入地研究本病，并多加总结，以使广大患儿获得更加满意的疗效。

（白月双诊治、整理）

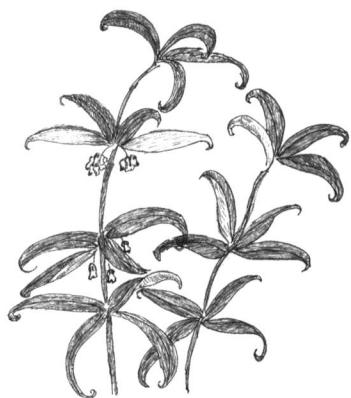

黄精
己亥年六月廿

玉屏风散合六君子汤治疗蛋白尿
（胡桃夹综合征？）

一、医案实录

患儿，黄某某，女，11岁1个月。2020年3月21日初诊。

【主　诉】 发现蛋白尿半年。

【病史摘要】 患儿半年前体检发现蛋白尿，无血尿，无浮肿，无呕吐，无腹泻，无咳嗽，无发热等不适，多次于外院查尿常规，示尿蛋白±至＋＋，未予治疗。2个月前患儿就诊于某儿童医院肾内科，B超检查提示"左肾静脉受压考虑"，尿常规提示蛋白＋＋，24小时尿蛋白定量（检验单未见）400mg，其余未见明显异常，嘱定期复查尿常规等。2天前再次就诊于该儿童医院，建议口服马来酸依那普利片治疗，家属拒绝服用，遂来求诊中医。

患儿平素体健，无明显不适，易出汗，汗出沾衣，未及时更换，爱好运动，为学校田径队成员。

【体格检查】 身高165.4cm，体重51kg，血压正常，精神可，全身无浮肿，咽不红，扁桃体Ⅰ度，肾区无叩击痛。心肺腹检查未见明显异常。舌淡红，苔薄白，脉细滑。

【辅助检查】 （2019年8月31日，某医院）尿常规：尿蛋白±。（2019年10月6日，某医院）尿常规：尿蛋白＋＋。（2020年1月19日，某儿童医院）尿常规：尿蛋白＋＋，泌尿系B超检查未见明显异常。B超检查提示左肾静脉受压考虑（左肾静脉最宽处约1.02cm，最窄处约0.20cm）。（2020年3月5日，某医院）尿常规：尿蛋白＋＋。（2020年3月10日，某儿童医院）24小时尿蛋白：尿量1200mL，微量总蛋白415mg/L，24小时尿蛋白定量498mg。（2020年3月12日，某儿童医院）尿微量蛋白测定：尿微量白蛋白3000.64mg/L，尿

α_1 微球蛋白 4.46mg/L，尿 β_2 微球蛋白 0.15mg/L，尿转铁蛋白 42.86mg/L，尿视黄醇结合蛋白 4.30mg/L，尿免疫球蛋白 G 545.58mg/L，尿微量白蛋白/尿肌酐 2056.08mg/g；生化、抗核抗体、乙肝定性、24 小时尿钙＋尿钙/肌酐、耳声发射未见明显异常。

二、四诊合参，选方用药

【四诊摘要】 发现蛋白尿半年，平素易出汗，汗出沾衣，尿常规示尿蛋白＋＋，B 超检查提示左肾静脉受压考虑，纳寐可，二便调，舌淡红，苔薄，脉细滑。

【西医诊断】 蛋白尿待查；胡桃夹综合征？

【中医辨证】 脾虚失运，湿浊中阻。

【辨证分析】 小儿肺脾常不足，又被湿邪所困，肺气失宣，脾不升清，清浊不分，杂陈而下，出现蛋白尿，肺卫不固，则出汗。

【治　法】 益气健运清利。

【方　药】 黄芪 10g，防风 6g，炒白术 12g，太子参 10g，茯苓 10g，炙甘草 6g，山药 12g，炒薏苡仁 15g，玉米须 30g，白茅根 30g，姜半夏 10g，陈皮 6g，柴胡 9g，黄芩 9g。14 剂。

二诊：2020 年 4 月 11 日。2 天前外院复查尿常规，示尿蛋白阴性。近日清晨流浊涕，咽痒，有痰不易咳，纳便可，咽红，扁桃体Ⅰ度，苔薄，脉浮滑。治拟疏宣利咽通窍。

【方　药】 黄芪 10g，防风 6g，炒白术 12g，玉米须 30g，白茅根 30g，桔梗 6g，甘草 6g，蝉蜕 6g，辛夷 9g，白芷 9g，炒苍耳子 9g，苦杏仁 9g，浙贝母 10g。7 剂。

三诊：2020 年 4 月 25 日，晨喷嚏、流涕及咽痒清嗓子好转，偶咳，尿常规－，尿微量蛋白－，苔薄，脉细滑。治拟调和。

【方　药】 黄芪 10g，防风 6g，炒白术 12g，柴胡 9g，黄芩 9g，姜半夏 9g，玉米须 30g，白茅根 30g，桔梗 6g，生甘草 6g，蝉蜕 6g，白芷 9g，苦杏仁 9g，浙贝母 10g。14 剂。

外院辅助检查：(2020 年 4 月 9 日，某儿童医院)尿常规未见异常。(2020 年 4 月 24 日，当地某医院)尿微量白蛋白正常范围；尿常规未见异常。

三、读书临证,医理切磋

杨雯雯:蛋白尿是西医学名称,临床上可分为功能性、直立性、无症状性和病理性四种。该患儿在某儿童医院进行相关检查,其蛋白尿初步考虑由胡桃夹综合征所致。其身材有些瘦长,这也符合胡桃夹现象。中医学并无相关病名,故我只写了中医辨证。

王海云:患儿身体一直健康,没有明显脾虚湿重症状,我不理解雯雯为什么辨证"脾虚失运,湿浊中阻"?

杨雯雯:这个蛋白尿好像无证可辨,根据盛老师处方以玉屏风散合六君子汤益气健脾为主,薏苡仁、玉米须、白茅根清利为次,我就这样考虑了。

盛师:该患儿身体一直健康,爱运动,胃纳也好,没有脾虚症状,舌苔不腻,无证可辨怎么办呢?我们可以考虑从蛋白尿的中医病机及患儿蛋白尿的病因去辨证,以下分析大家看看是否认同。中医学没有"蛋白尿"相关病名,一般认为是人体的精微物质(精气、精华)下泄,与机体气化及水液代谢功能失常相关。三焦是人体气和水液升降出入之道,故对蛋白尿的病机和辨证论治均可从三焦气化理论切入。

工其莉:那我来谈一下"三焦气化"。三焦之名首见于《内经》,是人体内气、血、津、液等物质在三焦之气作用下宣发、输布和转化的过程。饮食水谷入胃,在中焦化生为水谷之气,通过三焦升降出入而运行周身,行于上焦,与肺之清气结合而为宗气;降至下焦,充养先天之精所化之元气;诸气以三焦为通道,升降出入运行汇合为一身之气,循于周身,维持和增强脏腑的功能,脏腑之气调达,水液代谢、津液输布、精微封藏与转运得以正常进行。由此可见,如果三焦功能受损,那么气、血、津、液运化就会失常,水道闭阻不通,则使精微物质外溢而为蛋白尿。

杨雯雯:我来补充。三焦,又分为上、中、下三焦。上焦包括心、肺,"上焦如雾",其生理功能主要为宣发卫气,布散精微。中焦包括脾、胃、肝、胆,"中焦如沤",其生理功能在于运化水谷,化生气血。下焦包括肾、大肠、小肠、膀胱,"下焦如渎",即指具有分别清浊、排泄废物的作用。

盛师:其莉和雯雯讲得不错。尿中蛋白是人体之精华,其生成输布需要肺、脾、胃、肾、膀胱等多脏腑协同完成。《素问·经脉别论》说:"饮入于胃,游溢精气,上输于脾,脾气散精,上归于肺,通调水道,下输膀胱,水精四布,五经并行。"而这一生理功能之实施又必须以三焦气化正常、水道通畅为前提,才能升降自如,清浊分道,正如《素问·灵兰秘典论》云"三焦者,决渎之官,水道出焉"。

杨雯雯:那该患儿为何因三焦失司而导致蛋白尿呢?

盛师:该患儿喜运动,常出汗,使肺气耗散,卫表不固,则肺之治节失司,出汗沾衣不能及时更换,湿阻脾胃,脾失健运,升降失司,肺脾气虚日久,肾失气化,开阖失司,难以封藏,下泄而成蛋白尿。由于人体精华不断流失,营养机体的物质减少而体重减轻,形体瘦长。故而,我考虑该患儿辨证为三焦失司,升降失常,治法则为疏通三焦,升清降浊。脾为三焦之枢纽,故方选六君子汤,以恢复脾之健运;玉屏风散益气固表,以恢复肺气治节;薏苡仁、玉米须、白茅根降泄浊阴。

叶龙:原来如此。那我看盛老师治疗蛋白尿,不单是这个病例,其他肾脏疾病如肾病综合征、肾炎等,很少用固肾涩精的药,这是为什么呢?

盛师:固肾涩精的药都比较滋腻,碍胃助湿,小儿肾虚更多责之于脾。脾主运化,输布精微,分化水湿。"肾之蛰藏,必藉土封之力",治脾可使后天化生的水谷精微充养肾所藏的先天之精,且脾土健旺能制水伏火。肾为水火之宅,土旺则水火安宅,才能发挥其"肾者主蛰,封藏之本,精之处也"的生理职能。但并非完全不用固肾涩精的药,对于久病、年长的患儿,有肾精亏损,可酌加山茱萸、熟地黄、山药、枸杞子、菟丝子、五味子等,且需注意配伍理气的药,以不碍脾土之健运。

王庆:患儿三诊方中好像有小柴胡汤之意,这是为什么?

盛师:是有这个含意,小柴胡汤为少阳经主方,三焦属少阳经,营卫水谷诸气周流的通道,为出入之枢纽,故而"少阳为枢"。小柴胡汤其独特之处在于它有疏气转枢、恢复三焦升清降浊之功。

叶龙:本案例二诊和三诊中患儿有清晨流浊涕、咽痒清嗓子的感冒症状,加用了蝉蜕、辛夷、白芷、苍耳子等祛风药。我记得盛老师说过风药亦可治疗蛋白尿。

盛师:这里涉及标与本,就疾病先后来说,旧疾、原发病是本,新病、继发病是标,缓则治其本,急则治其标。该患儿在有蛋白尿的基础上感受外邪,故需先治其标。风药辛散,入肺经。风药不仅可以祛除在表之邪,而且能胜湿,宣畅肺气。肺主气,气机调达,则脾可升清,肾可固藏,精微不至于下泄。所以患儿虽然感冒了,但尿蛋白仍为阴性。

王庆:那西医考虑该患儿蛋白尿为胡桃夹综合征所致,对其他因素所致的蛋白尿,如肾小球性蛋白尿、肾小管性蛋白尿等,治法有什么区别吗?

盛师:无论西医诊断什么病引起的蛋白尿,中医均可辨证论治,正如《伤寒杂病论》云"观其脉证,知犯何逆,随证治之"。由辨证论治衍生出"异病同治""同病异治",即所谓的"证同治亦同,证异治亦异"。随着现代医学的发展,会有越来越多的疾病被发现,同时亦会有新的疾病出现,通过中医辨证论治,我们可以寻求到合适的治疗方案,为人类健康做出贡献。

杨雯雯:通过大家的讨论以及盛老师的解惑,该患儿的证型是否调整为"三焦失司,升降失常",治法则为"疏通三焦,升清降浊"?

盛师:其实"三焦失司,升降失常"和"脾虚失运,湿阻中焦"病机是相同的,最终都是从脾治肾,恢复三焦气化功能,无须绝对统一。

杨雯雯:中医博大精深,我们要多读书,多思考,多体会,多实践,逐渐掌握辨证论治的精髓。

(盛丽先诊治,杨雯雯整理)

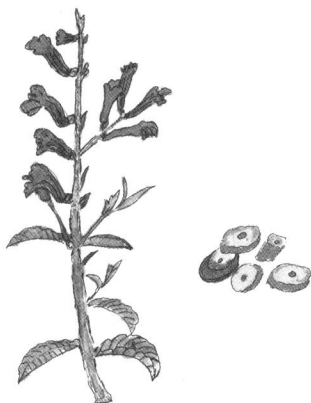

黄芩

五积散治疗腹痛

一、医案实录

患儿,波某某,男,13岁。2010年1月23日初诊。

【主　诉】　反复腹痛3个月余。

【病史摘要】　患儿于2009年10月出现腹痛,3个月来反复发作,在当地医院行B超、胃镜、脑电图、胸部X线摄片及各种血液相关检查。B超检查显示肠系膜淋巴结炎;胃镜检查显示慢性浅表性胃炎;余未见异常。排除腹型紫癜、癫痫、阑尾炎、泌尿系结石等疾病,经解痉、通便、调节肠道微生态等治疗后腹痛可暂缓,不日又痛,进食冷食后加剧,无打嗝、泛酸,无恶心、呕吐,沉默寡言,性格内向,学业较重,大便偏干,胃纳不思,睡眠一般。

患儿及家长痛苦不堪,为求进一步治疗遂来我院就诊。

【体格检查】　体重47kg,身高165.0cm。神志清,面色苍白,呈痛苦貌,无湿疹,咽无充血,心肺听诊无殊,腹软,无明显压痛点,未及包块,肝脾未及肿大。舌质淡胖,苔白厚腻,脉沉细。

二、四诊合参,选方用药

【四诊摘要】　患儿呈痛苦貌,腹痛阵作,蜷缩喜卧,腹软,无明显压痛点,面色苍白,胃纳不思,大便偏干,舌质淡胖,苔白厚腻,脉沉细。

【中医诊断】　腹痛(寒湿凝滞,气血痰结)。

【辨证分析】　患者素体阳气不足,易受寒邪,寒气客于肠间,生冷停积胃腑,寒凝气滞,阳郁不伸,则发生腹痛。寒邪夹诸积凝滞中焦,搏结肠间,气不得行,血不得散,不通则痛。中焦运化受阻,不能输送精微物质,故面色苍白。脾胃运化失职,故胃纳不振,大肠传导功能下降,而见大便偏干。舌质淡胖,苔白厚腻,脉沉细,均为寒湿凝滞、气血瘀结之外象。

【治　法】　辛散温通。

【方　药】　生麻黄 6g,肉桂 3g,白芷 10g,干姜 9g,厚朴 10g,苍术 10g,姜半夏 10g,陈皮 6g,茯苓 10g,甘草 6g,桔梗 6g,枳壳 6g,炒白芍 15g,川芎 6g,炒当归 12g。5 剂。

二诊:2010 年 1 月 30 日,患儿服药后偶有腹痛,不甚,大便通畅,舌淡胖,苔白腻,脉滑。上方炒白芍增至 30g,加延胡索 10g,再服 7 剂。

三诊:2010 年 2 月 6 日,患儿服药后 5 天未腹痛,胃纳增加,舌淡胖,苔白腻,脉细。上方去生麻黄、肉桂,加炒薏苡仁 15g,豆蔻 6g,苦杏仁 9g,再服 7 剂。

四诊:2010 年 3 月 7 日,患儿已有 1 个月余未腹痛,胃纳、排便均正常,舌淡胖,苔薄腻,脉细,拟健脾益气。六君子汤加减(砂仁、香附、姜半夏、陈皮、党参、茯苓、白术、甘草、苍术、干姜、桔梗),以资巩固。

患儿自 2010 年 3 月停药后腹痛未再发作,但 2010 年 11 月 25 日因活动后腹痛 1 周,加剧半天来诊。胃纳、排便均正常,舌淡胖,苔白腻,脉弦细。仍以五积散加减(桔梗、玄参、藿香、姜半夏、茯苓、厚朴、苍术、甘草、川芎、白芷、炒白芍、干姜、陈皮)治疗,腹痛减轻但此后仍时有发作。

三、读书临证,医理切磋

盛师:患儿腹痛发作 3 个月余,发作严重时影响正常生活及学习,发作间歇期表现正常,属于再发性腹痛。中医以五积散为主方加减治疗后,患儿腹痛好转,治疗显效。那么,五积散的方证要点谁来分析一下?

王其莉:五积散出自《太平惠民和剂局方》,由麻黄、肉桂、白芷、干姜、苍术、厚朴、陈皮、半夏、茯苓、甘草、白芍、当归、川芎、枳壳、桔梗 15 味药物组成,原书称其"调中顺气,除风冷,化痰饮",汪昂称其为"解表温中除湿之剂,去痰消痞调经之方",归入表里之剂。方中有散寒行滞之麻黄、肉桂、白芷、干姜,平胃燥湿之苍术、厚朴,理气化痰之二陈汤,升降气机之枳桔散,调和营血之归、芍、芎。一方之中见诸名方,能散"寒积、食积、气积、血积、痰积"而名五积。此案例中患儿应用五积散,使脏腑阴邪得除,经脉气血复通,故能不痛。寒邪中人,收引拘急,最能致痛,而散寒止痛,麻黄效宏。叶橘泉老先生治风湿痹痛首推五积散,云其散寒止痛效果极佳,乃缘于方中有麻黄。该患儿阴寒凝聚,苔白厚腻,积滞尚未化热,使用生麻黄,取其轻扬上达,既透寒邪出皮肤毛孔外,又深入痰凝积血之中,发越人体阳气,所谓"离照当空,阴霾自散"。但应中病即止,以防发散太过。《神农本草经》谓芍药"主邪气腹痛⋯⋯止痛",故该案例中重用炒白芍,五积散中内寓柔筋缓急的芍药甘草汤、行气理血的积实芍药散、调肝理脾的当归芍药散,此三方出自《伤寒论》和《金匮要略》,现代常应用于腹痛的治疗。

连俊兰:这个方子老师常用吗?临床让我很少对腹痛患者使用麻黄之类的中药,这次真是受教了。其莉讲得很清晰,那这个案例当时的辨证思路能具体讲讲吗?

王其莉:此案例患儿初诊时舌淡胖,苔白厚腻,脉沉细,此为辨证要点。舌淡胖、苔白腻为素体阳气不足,内有湿浊、痰饮、食积之证,正如《幼幼集成·腹痛证治》曰"夫腹痛之证,因邪正交攻,与脏气相击而作也"。但邪实正虚须分急缓,苔厚提示邪盛入里,脉沉细又示邪实内郁。患儿内有实邪阻滞,虽诸积夹杂但以寒邪为主,苔白主寒,遇寒腹痛明显为同气相求之意,素体阳气不足而更易中寒,《婴童百向·盘肠气》论腹痛为"小肠为冷气所抟",也说明婴童腹痛,以寒邪多见。寒气客于小肠膜原之间、络血之中,气血稽留不行,夹湿痰食宿昔而成积。故此案例患儿的中医病机为寒邪夹诸积凝滞中焦,搏结肠间,气不得行,血不得散,不通则痛。法以化积温通。初诊时投以五积散原方,5剂后患儿苔由白厚腻转为白腻,脉由沉细转滑,是体内积滞渐化、气血渐通之象,通则不痛而腹痛减,效不更方,原方加减再服14剂,苔转薄腻,脉细,腹痛未发,而法以健脾益气巩固。

王海云:患儿2010年11月25日腹痛再次发作,舌苔白腻,脉弦细,有别于初诊时的舌、脉,虽仍辨为实积腹痛,施以五积散,但获效不如初治明显,是因为五积散偏重祛邪化积,适于实积阻滞重证,对应舌脉应为苔白厚腻,脉沉,这样分析对吗?

盛师:可以这么理解。另外,此案例患儿除肠镜外各种检查已做,但仍难鉴别其腹痛是功能性还是器质性。如需要明确,仍需进一步检查。患儿查出"浅表性胃炎""肠系膜淋巴结炎",但腹痛前无"上呼吸道感染"史,疼痛部位不固定,每次腹痛发作时间、程度及持续时间有很大差异,无呕吐、发热等,体格检查无阳性体征,每次发病在应考之季,学习压力增大,生活节奏加快,性格内向,不善表达发泄,需考虑心理因素,故建议患儿做相关检查。2011年1

月9日,当地某医院诊断为"焦虑症可能",配合一定的心理疏导辅助治疗。

连俊兰:如果这个案例继续以中医中药调治,在健脾和胃化湿的同时,可加以疏肝理气。如以香砂养胃丸合四逆散、柴胡疏肝散,可以吗?请老师解惑。

盛师:可以的。对这个患儿进一步治疗,除了健脾和胃化湿外,还需要加温中,温中很重要。总的来看,这个患儿还是以寒为主,比如用理中汤。结合西医诊断(焦虑症可能)可以酌加疏肝理气解郁的药物,如柴胡疏肝散。疏肝理脾合用。此外,还有一点需要注意,患儿体重偏轻,故后期治疗应以补气、健脾、温中、疏肝相结合。

连俊兰:每回听老师讲解后感觉茅塞顿开。拨开云雾见日出,以后还是需要我们不断地深耕学习。腹痛病,在临证中也是常见病。由于患儿年龄小,现代医学的胃镜等有创检查往往不易完善,大多数腹部B超提示肠系膜淋巴结炎。运用中医中药准确辨证治疗,疗效很好。但由于中药的口感问题,患儿往往不易坚持治疗。可以配合艾灸中脘、神阙,内外合治。对于婴幼儿,也可以结合小儿推拿,寒性腹痛予运八卦、补脾经、摩腹、揉肚脐、揉足三里,夹食积可以推四横纹、清大肠。

白月双:回忆中医儿科学教材,将小儿腹痛分为腹部中寒证、乳食积滞证、胃肠积热证、气滞血瘀证、肺胃热盛证、湿热蕴结证,分别予养脏汤加减,温中散寒,理气止痛;香砂平胃散加减,消食导滞,行气止痛;大承气汤加减,通腑泻热,行气止痛;少腹逐瘀汤加减,活血化瘀,行气止痛;凉膈散加减,清泻肺胃,散结止痛。虽然没有完全符合五积散证型,但可以发现行气止痛法是最常用的,可见无论寒热,治疗痛证,行气活血,令气血通畅是非常重要的。"通则不痛,痛则不通",胃、大肠、小肠、膀胱诸腑居于腹中,其气机以通降为顺,故令腑气通降是治疗的关键所在。

(盛丽先诊治,连俊兰整理)

四逆散治疗腹痛(嗜酸细胞性胃肠炎)

一、医案实录

患儿,杨某某,男,5 岁 5 个月。2018 年 4 月 21 日初诊。

【主　诉】 反复腹痛 3 年,再发 1 天。

【病史摘要】 患儿于 3 年前开始反复腹痛,以脐部和中上腹为主,饮食稍有不慎即易发腹痛,生活中忌食多种食物。先后给予抗感染、解痉、护胃、调节肠道微生态等对症支持治疗,症状约 1 周可缓解。在省内某儿童医院诊断为"嗜酸细胞性胃肠炎",未予特殊用药。1 天前患儿在幼儿园食用玉米后出现腹痛,呈阵发性,疼痛部位以脐部为主,腹痛时痛苦貌,蜷缩息卧,无恶心呕吐,无腹泻,无便血,无发热,无皮肤瘀点瘀斑,患儿及家长痛苦不堪,为求进一步治疗遂来我院就诊。

患儿病来精神尚可,面色欠华,胃纳一般,睡眠尚可,近 3 年体重增加约 3kg,大便偏干。

既往史:无殊。

【体格检查】 体温 36.8℃,心率 85 次/分,呼吸 21 次/分,身高 107cm,体重 16kg。面色欠华,形体偏瘦。两侧胸廓呼吸运动对称,双肺呼吸音清,未及干湿啰音。心律齐,未及明显杂音。腹软,腹部无明显压痛及反跳痛,未及包块,肝脾肋下未及。双下肢无浮肿。舌质淡红,苔薄黄,脉弦细。

【辅助检查】 (2016 年 10 月 17 日,某儿童医院)胃镜:十二指肠球炎,浅表性胃炎;胃镜病理:(胃窦)黏膜轻度慢性炎,(球部)黏膜慢性间质炎;(胃窦)幽门腺黏膜嗜酸性粒细胞 3~6 个/HP;(球部)十二指肠腺黏膜嗜酸性粒细胞 5~20 个/HP。(2017 年 10 月 9 日,某儿童医院)肠镜:全大肠黏膜未见异常;肠镜病理:(回肠末端,升结肠,降结肠)黏膜慢性炎性活动(肠黏膜回肠末端嗜酸性粒细胞 1～5 个/HP;升结肠嗜酸性粒细胞 7～16 个/HP;降结肠嗜酸性粒细胞 14～40 个/HP)。

二、四诊合参,选方用药

【四诊摘要】 反复腹痛 3 年,再发 1 天,以脐部和中上腹为主,饮食稍有不慎腹痛即发。1 天前患儿食用玉米后出现腹痛,呈阵发性,疼痛部位以脐部为主,腹痛时痛苦貌,蜷缩息卧。面色欠华,胃纳一般,睡眠尚可,近 3 年体重增加约 3kg,大便偏干。舌质淡红,苔薄黄,脉弦细。

【中医诊断】 腹痛(肝脾失调)。

【辨证分析】 小儿脏腑娇嫩,形气未充,脾胃薄弱,经脉未盛,易为内、外邪所干扰。在生长发育过程中,主要依靠脾胃不断吸收饮食营养物质。小儿生机蓬勃,发育迅速,对水谷精微的需求相对较成人更为迫切。小儿脾常不足,脾胃的运化功能尚未健全,这就形成营养需求大而谷气相对不足的内在矛盾;加之本案例患儿体质特异,限制摄入多种食物,日久情绪稍有压抑,饮食较难自节,造成脾胃功能紊乱、气机阻滞、肝脾失和而引起阵发性腹痛,面色欠华,胃纳一般,体重增长偏慢。舌质淡红,苔薄黄,脉弦细也为肝脾失和的证候表现。

【治　法】 调和肝脾。

【方　药】 柴胡 6g,炒白芍 10g,甘草 3g,炒枳壳 6g,炒谷芽 10g,炒麦芽 10g,醋延胡索 10g,黄芩 6g。颗粒剂,3 剂,开水冲服,每次 1 盒,每日 2 次。

二诊:2018 年 4 月 29 日,患儿服以上 3 剂中药,阵发性腹痛明显缓解。停药后因饮食不慎,阵发性腹痛又发,以脐部为主,稍感恶心。舌质淡红,苔薄黄,脉弦细。血常规＋超敏 C 反应蛋白:白细胞计数 $15.8×10^9/L$,中性粒细胞百分比 71.8%,超敏 C 反应蛋白 12mg/L。治拟原法,嘱合理饮食,及时复诊。

【方　药】 柴胡 6g,炒白芍 10g,甘草 3g,炒枳壳 6g,炒谷芽 10g,炒麦芽 10g,醋延胡索 10g,黄连 1.5g,焦六神曲 10g。颗粒剂,3 剂,开水冲服,每次 1 盒,每日 2 次。

三诊:2018 年 5 月 3 日,患儿服药后腹痛缓解,胃纳尚可,大便干,舌质偏红,苔薄黄,脉弦细。证属肝脾失调,治拟调和肝脾,养阴通便。

【方　药】 柴胡 6g,炒白芍 10g,甘草 3g,炒枳壳 6g,炒谷芽 10g,鸡内金

10g,黄芩 6g,石斛 10g,郁李仁 10g,大腹皮 10g。颗粒剂,4 剂,开水冲服,每次 1 盒,每日 2 次。

四诊:2018 年 5 月 7 日,患儿无腹痛,大便略干,舌质偏红,苔薄黄,脉弦细。证属肝脾失调,治拟调和肝脾,养阴通便。

【方　药】 柴胡 6g,炒白芍 10g,甘草 3g,炒枳壳 6g,炒谷芽 10g,焦栀子 10g,黄芩 6g,石斛 10g,火麻仁 10g,大腹皮 10g,北沙参 10g。颗粒剂,6 剂,开水冲服,每次 1 盒,每日 2 次。

之后患儿因急性腹痛发作就诊 3 次,再以四逆散为主方加减治疗,患儿腹痛发作程度及频率较前明显减少。回访患儿,诉近一年腹痛偶有发作,且增加了多种可食用食物。

三、读书临证,医理切磋

盛师:儿童腹痛是临床常见病,病因有感受外邪、胃肠结热、乳食积滞、脾胃虚寒、气滞血瘀等,而临床上肝脾失调亦不少见。中医药对嗜酸细胞性胃肠炎的诊治鲜有报道。我们请胡岐芳来简单说说中西医对嗜酸细胞性胃肠炎的认识。

胡岐芳:嗜酸细胞性胃肠炎是一种以胃肠道组织嗜酸性粒细胞异常浸润为特征的胃肠道疾病,主要表现为恶心、呕吐、腹胀、腹痛、腹泻等。本病病因未明,一般认为是由内源性或外源性过敏原介导的变态反应所致,故治疗上积极寻找并停止服食可疑过敏的食物或药物,病情较重时多采用糖皮质激素治疗。由于本病的临床表现复杂且非特异性,尤其在儿科常表现不典型,易发生误诊漏诊。尚未查阅到中医对本病的共识,只查阅到极少的个案报道,病位主要在胃、肠、肝、脾,方剂有半夏泻心汤、葛根芩连汤、白苏叶黄连汤、白头翁汤、血府逐瘀汤及小建中汤等。

胡芳:本例患儿腹痛反复发作,这在临床上较多见,那么临床上我们该如何对儿童慢性腹痛进行评估呢? 比如说什么情况下需要做进一步的检查?

胡岐芳:是的,在日常工作中,反复腹痛的患儿非常多,腹痛的程度、持续时间、频率也不尽相同。玛丽·B.菲斯曼在《儿童与青少年慢性腹痛的评估方法》中说:"我们将慢性腹痛定义为至少已存在 2 个月的间歇性或持续腹痛。儿童和青少年慢性或复发性腹痛的两大原因为器质性疾病和功能性疾病。儿童或青少年慢性腹痛的初步评估一般包括病史、体格检查(重点关注生长发育,以及腹部、直肠、盆腔和泌尿生殖区)及大便隐血检查,以确定儿童是否存在任何警报症状。"病史中的警报症状包括:非故意的体重减轻或不明原因发热;吞咽困难或吞咽痛;呕吐呈胆汁性、迁延性、喷射性,或有其他不良特征;慢性重度腹泻(稀便或水样便不少于3次/日,持续时间≥2周)、夜间腹泻或血性腹泻;泌尿系统症状;背痛;炎症性肠病、乳糜泻或消化性溃疡病家族史;皮肤改变(如湿疹、湿疹、荨麻疹)。

王艳:那么,中医是如何对腹痛进行辨证的呢?

胡岐芳:先辨识轻重,如果腹痛暴急,迅速伴有腹胀、便血、高热、谵语,甚至大汗淋漓,四肢厥冷,脉微欲绝之虚脱证候,须立即抢救。接着辨识常证,首先辨病位,结合病史、腹痛的部位和剧烈程度,以及伴随症状进行综合分析。然后区别气血虫食。最后明辨虚实寒热,本病的辨证当以八纲辨证为主,结合脏腑辨证。明确疼痛的部位性质,辨虚实寒热,具体不再赘述。腹痛证候往往相互转化,互相兼夹。如寒痛缠绵发作,可以郁而化热,热痛日久不愈,可以转为虚寒,成为寒热夹杂证。气滞可以导致血瘀,血瘀则会影响气机的流通。虫积可以兼夹食滞,食滞有利虫体的寄生。必要时需结合实验室检查进行综合研究、辨证分析。

杨雯雯:但我看这个病例,证型与教科书上不完全符合,如何理解?

胡岐芳:没错,临床上的很多病症不会按教科书发生,这就是中医辨证论治的精华所在。该患儿反复腹痛,体重增加慢,发作时严重影响生活和学习,已在西医医院诊断为嗜酸细胞性胃肠炎。该患儿腹痛发作时,虽血常规相关指标偏高,但用抗生素治疗收效甚微,故来求治中医。患儿体质特异,胃肠受纳受盛功能差,脾气虚弱,气血生化乏源,肝失濡养,失条达,气机郁滞,形成肝脾失调之证,调和肝脾法治疗效果显著,气机通达,经脉气血流畅,从而祛除病痛。主方以四逆散调和肝脾;透邪解郁,疏肝理脾,柴胡入肝胆经,升发阳气,疏肝解郁,透邪外出;白芍敛阴养血柔肝为臣,与柴胡合用,以补养肝血,条达肝气,可使柴胡升散而无耗伤阴血之弊;佐以枳壳理气解郁,泻热破结;与白芍相配,又能理气和血,使气血调和;使以甘草,调和诸药,益脾和中;再加延胡索理气止痛活血等。

王艳:临床上的病症千变万化,随着时代的变迁,疾病谱及证型也在不断变化,不可拘泥于条条框框,结合病史抓住病机才是准确辨证的关键。当今社会家长对孩子期望过高,或溺爱,或学习压力过大,均会造成肝失疏泄,气行不畅,气机逆乱于内而致病,所谓"不通则痛"。肝属木,郁而克犯脾土;脾属土,不和则反侮肝木,故肝脾常互相影响而同病,成肝郁脾虚之象。肝脾失于调和,则中焦气机逆乱不畅,因而作痛,故以四逆散加减治之。这个辨证我是认同的,但缓解期是否可以考虑补益脾胃,不要一味调和肝脾? 毕竟该患儿病程较长,脾胃气虚的征象尚存。

胡岐芳:是的,王师姐,我在回头看这个病例的时候,确实想到了这一点,因患儿及家长依从性一般,一般每到发作之时才来求医,留给我调理的时间较少。整个病程的证型不断发生变化,如在腹痛未发之时,在调和肝脾的基础上予以补益调理,则会收到事半功倍之效。

盛师:这个病例总体来说不错,我想问一下岐芳,你在一诊用的是黄芩,二诊用了黄连,三诊又用了黄芩,你能解析一下其中的用意吗?

胡岐芳:一诊时佐用黄芩,因患儿舌质虽不红,但舌苔薄黄,脾胃有热之象,用黄芩清中焦之热。另外一层用意是黄芩配柴胡,和解少阳,因为老师曾教导怪病可以试着从少阳论治,且少阳枢机不利、胆气不舒可致肝失条达,肝气乘脾,不通则痛,可出现腹痛。二诊时患儿又发腹痛,且有恶心,舌苔薄黄,有肝胃不和之证。用黄连一则清心火以泻肝火,即"实则泻其子",肝火得清,自不犯胃;二则清胃热,胃火降则其气自降。三诊时患儿腹痛缓解,但大便干,舌质红,无恶心呕吐,故仍用黄芩,并加用石斛、郁李仁养阴通便。请盛老师指点。

盛师:黄芩和黄连是我们临证中的常用药,我们要根据不同的病因病机选择用药,药物的功效特点要了然于心,才能做到精准用药,两药都有清热燥湿、泻火、解毒的作用。黄芩归肺胃,擅长清气分热,清肺热,清少阳之热。黄连归心胃,长于清心热、胃热。另外强调一下肝脾不调这一复杂证候,在辨证时不容忽视,其可根据肝脾二脏之虚实、为病之主从、病机之侧重初步分为本病在肝与本病在脾两大类,大家可以思考一下两者的异同。希望同学们在实践过程中多思考,多琢磨,不断进步。

(胡岐芳诊治、整理)

缩泉丸合补中益气汤治疗遗尿

一、医案实录

患儿,林某某,男,11岁。2013年9月6日初诊。

【主　诉】　遗尿1年。

【病史摘要】　近1年来,患儿夜间遗尿难自醒,1周3次左右,白天如常,无尿频、尿急、尿痛,无血尿、泡沫尿等。至我院小儿肾内科就诊,尿常规、双肾输尿管膀胱B超及骶尾骨X线片均未见明显异常,经记排尿日记等行为习惯治疗,效果不明显。患儿平常胃纳欠佳,偏食挑食,大便黏,每日一行,出汗较多,体质一般,易感冒咳嗽。足月顺产。

【体格检查】　身高140cm,体重28kg,阴茎、睾丸未见增大,包皮长,无包茎,尿道口未见红肿,舌淡红,苔薄白,脉濡。

【辅助检查】　尿常规:未见明显异常;双肾输尿管膀胱B超:未见异常;骶尾骨X线片:未见明显隐裂。

二、四诊合参,选方用药

【四诊摘要】　夜间遗尿难自醒。胃纳欠佳,偏食挑食。大便黏,易出汗。平素体质一般,易感冒咳嗽。身高140cm,体重28kg。阴茎、睾丸未见增大。舌淡红,苔薄白,脉濡。

【中医诊断】　遗尿症(肺脾气虚,肾气不固证)。

【辨证分析】　患儿平素体质一般,易感冒咳嗽,并见汗出较多,乃小儿肺常不足,卫外不固之象。患儿纳谷不香,偏食挑食,大便黏,则是小儿脾常不足,脾虚湿困,失于健运之象。另患儿夜间遗尿难自控,身高与同龄儿比较偏矮小,体重偏轻,生长发育稍落后正常水平,是肾气不足、膀胱气化失约的表现。舌淡红,苔薄白,脉濡均为肺脾气虚、肾气不固的表现。

【治　法】　益肺健脾,固肾缩尿。

【方　药】　乌药 5g,山药 9g,石菖蒲 9g,益智仁 6g,党参 9g,黄芪 9g,白术 9g,防风 5g,菟丝子 9g,山茱萸 6g,补骨脂 9g,生麻黄 3g,陈皮 5g。7 剂,水煎服,每日 2 次。

二诊:2013 年 9 月 13 日,患儿症状较前好转,本周遗尿 2 次,有 2 天可夜间自己醒来解小便,胃纳较前增加,大便调,舌淡红,苔薄白,脉细。继续予上方 7 剂,水煎服,每日 2 次。

三诊:2013 年 9 月 20 日,患儿本周未出现遗尿,夜间可自行解小便,汗出减少,胃纳正常,大便调,舌淡红,苔薄白,脉细。继续予上方 7 剂,水煎服,每日 1 次(7 剂,服用 14 天)。后随访,遗尿未发。

三、读书临证,医理切磋

盛师:我们今天以这个病例来学习讨论一下小儿常见的肾系疾病——小儿遗尿症,先请林翔来介绍一下遗尿症的基本概况。

林翔:遗尿症是学龄前期和学龄期儿童常见的泌尿系统疾病之一。有调查显示,5 岁龄时遗尿症的患病率为 15.3%,5~18 岁龄时下降至 7.88%,有一定的自愈倾向。若不给予治疗,则有 0.5%~2.0% 患儿的遗尿症状可持续至成年。遗尿症患儿常出现自卑、怕羞、紧张心理,并伴有明显多动、注意力障碍、性格内向和孤独表现,这将明显影响儿童正常的心理发育和潜质的发挥。国际儿童尿控协会和世界卫生组织把遗尿症定义为:5 周岁以后儿童每月至少发生 1 次夜间睡眠中不自主漏尿,症状持续至少 3 个月。中国儿童遗尿疾病管理协作组将儿童遗尿症定义为:年龄>5 周岁,平均每周 2 次及以上夜间不自主漏尿,持续超过 3 个月。随着生活质量的提高,人们对尿床症状越来越不能容忍,尤其是学龄儿童,即使每月只有 1 次尿床,也常有强烈的治疗要求,因此对于大龄儿童及青少年,可适当放宽诊断标准,积极治疗。

盛师:我们临床上遇到遗尿症患儿,该如何治疗呢?

林翔:一般说来,小儿遗尿症首先需通过实验室及特殊检查来鉴别引起小儿夜间遗尿的继发性因素:尿常规可排除泌尿系统感染、糖尿病;记录 24 小时液体摄入量及尿量,结合尿常规中尿渗透压、尿比重,可排除尿崩症;泌尿系统 B 超检查可了解膀胱容积、膀胱壁厚度和残余尿量,并排除泌尿系统发育畸形;骶尾椎 X 线平片可明确是否存在骶尾椎隐裂;尿流动力学检查排除神经源性膀胱功能障碍。

盛师:本病例中患儿体格检查未见明显尿道口炎症,已完善相关必要的实验室检查,排除其他导致遗尿症的继发性因素的影响,采用中医中药辨证论治,具体的辨证思路怎样呢?

王其莉:小儿遗尿症应先分清虚实,再按照脏腑辨证。虚者分为肺脾气虚型和下元虚寒型。肺脾气虚型:以夜间遗尿为主,可伴白天尿频,尿量多,小便清长,大便溏薄,面色少华,萎黄,纳呆,神疲倦怠,少气懒言,自汗,动则多汗,舌淡,苔薄白,脉弱缓。下元虚寒型:以夜间尿为主,伴有尿量多,小便清长,腰膝酸软,面色少华,神疲倦怠,畏寒肢冷,舌淡,苔白滑,脉沉无力,往往病程较长,甚至伴有生长发育落后之象。实者主要为肝经湿热型:遗尿,伴有尿量少,小便黄,大便干结,面色红,目睛红赤,口渴多饮,夜卧不安,夜间磨牙,性情急躁,舌红,苔黄腻,脉滑数。虚实夹杂者心肾不交型:夜间遗尿伴有五心烦热,白天活动过度,形体消瘦,夜卧不安,多梦呓语,记忆力下降,易哭易惊,舌红苔少,脉沉细数。

连俊兰:本案中的患儿平素体质一般,易感冒咳嗽,加之平常容易出汗,因此属于肺气虚,卫外不固之证,肺宣降功能失常,则行水功能下降,患儿纳谷不香,偏食挑食,大便黏,属脾气虚,运化无权之证。另外,患儿在青春期发育前近 1 年遗尿频作,又身高、体重均落后正常标准,属于生长发育迟缓,为明显的肾气不足之证,故有膀胱失约。总体来说,本案中的患儿遗尿属虚证,辨证为肺脾气虚、肾气不固,治疗以益肺健脾、固肾缩尿为法,具体用缩泉丸为主方,配伍玉屏风散、补中益气汤加减。肺卫坚固,脾气强健,肾气充足,则水有所制,气化复常,膀胱约束有力,开合有度,则遗尿乃止。

盛师:该患儿遗尿症状并不是从儿时就有,而是在 10 岁左右才出现,至今持续了 1 年左右,这是为何呢?

林翔:该患儿足月顺产,儿时未见明显遗尿症状,说明该患儿先天之精尚充。而人的肾中之精包含先天之精和后天之精,后天之精又有赖脾胃水谷精微物质的滋养。患儿平素胃纳欠佳,汗出较多,反复呼吸道感染,肺脾气虚,因此后天失于濡养,后天之精不足,则肾中精气亏虚,故而在青春期发育前出现遗尿症状,且身高、体重落后正常标准,生长发育迟缓,导致在本该天癸将至,肾气渐充的时间阶段,反而出现了肾气不足的证候。

盛师：治疗肾虚遗尿，我们有时也用桑螵蛸散为主方，和缩泉丸的使用有何区别呢？

王海云：缩泉丸出自陈自明的《妇人大全良方》，乌药、益智仁等分为末，酒煎山药粉糊为丸，梧桐子大，盐、酒或米汤送下。主治下元虚寒、小便频数、遗尿等。明代吴昆在《医方考·小便不禁门》中有关于缩泉丸的论述："脬气虚寒，小便频数，遗尿不止者，此方主之。脬气者，太阳膀胱之气也。膀胱之气，贵于冲和，邪气热之则便涩，邪气实之则不出。正气寒之则遗尿，正气虚之则不禁。是方也，乌药辛温而质重，重者坠下，故能疗肾间之冷气；益智仁辛热而色白，白者入气，故能壮下焦之脬气。脬气复其天，则禁固复其常矣。"再者，《内经》有言"膀胱不利为癃，不约为遗溺"，因此膀胱之失约，实由肾气之不固所致。故取益智仁之辛温，温肾之气化，摄约二便，以为主宰；乌药辛温香窜，能散诸气，然降中兼升，散中带补，以为臣辅，药简效宏。

桑螵蛸散出自《本草衍义》，由桑螵蛸、远志、当归、石菖蒲、人参、茯神、龙骨、龟板组成，可补心益肾，固精止遗，主要用于小便频数而短、遗尿、滑精、健忘、精神不易集中等症。

两方均有补肾固摄作用，但缩泉丸更偏重温下元固肾气，桑螵蛸散更偏重养心安神补肾，交通上下，水火既济。本案中患儿主要表现为肺气虚、脾气虚及肾气不足，没有明显的心肾不交表现，故而选用缩泉丸更为妥当。

王庆：老师，患儿肺、脾、肾三脏不足，故治疗以补肺健脾益肾为主，这个很好理解，但为何在方中加入一味生麻黄？生麻黄能发汗解表散寒，宣肺平喘，利水消肿，常用于治疗风寒外感表证无汗、风水浮肿等疾病，此中加入生麻黄有何含义？

盛师：肾为水脏，藏真阴而寓元阳，下通于阴，职司二便，与膀胱互为表里，然约水者，赖肾之元阳也，夜卧则阳气入于阴，所谓"阳内收则卧"。正常人之睡眠，全赖阴阳之相交循环运行。本案中患儿证属肺脾两虚兼肾气不足，肾气虚，阳被阴遏，不能外达，故而沉睡无法觉醒，致使遗尿而不自觉。另外，肺肾密切相关，肺在上焦，主行水液，为水之上源，若肺气不足，则宣降失常，加之肾气亏虚于下，固摄无权，则遗尿难愈。因此，我们在健脾补肺益肾的药物中加用一味生麻黄，既可宣提肺气，又可使阳气外达，并配伍石菖蒲芳香化湿，开心窍，起到帮助患儿觉醒的作用，有助于遗尿早愈，此亦即《内经》"病在下，取之上"之旨。

林翔:我们在临证时,该如何把握生麻黄的用量呢?

盛师:使用生麻黄不当,会产生较多不良反应,主要表现为出现中枢神经兴奋和交感神经兴奋的症状,如烦躁不安、失眠、神经过敏、恶心呕吐、颜面潮红、口渴汗出、血压升高、头晕心慌、心动过速等。因此,我们应该严格掌握生麻黄的使用剂量及禁忌证。在治疗遗尿时,我们使用生麻黄,主要取其宣提肺气,引阳气外达之功效,所以用量宜轻,一般用1～3g足矣;而对于有阴虚火旺、自汗盗汗者则不用,从而避免产生不良反应。

林翔:另外,遗尿症患儿除了药物治疗外,平素的行为习惯治疗也很重要,需要患儿做到以下几点:一是作息饮食调节。避免食用含茶碱、咖啡因的食物或饮料,晚餐定时宜早,且宜清淡,少盐少油,饭后不宜剧烈活动或过度兴奋,保持良好的作息习惯,日间规律排尿,睡前排空膀胱,睡前2～3小时不再进食和大量饮水。二是觉醒训练。应当在膀胱充盈至即将排尿时将其从睡眠中完全唤醒至清醒状态排尿(可由患儿监护人将其唤醒,使其在清醒的状态下排尿,由此建立起患儿膀胱充盈和大脑觉醒之间的联系)。三是心理治疗。强调家庭需认识到夜间尿床不是患儿的错,切勿指责患儿,鼓励其正常学习和生活,同时在医师和家长帮助下使其树立治疗信心,减轻心理负担,积极参与治疗。

盛师:通过本次对小儿遗尿症的学习讨论,大家对本病的治疗思路和中医病因病机及辨证论治有了更全面的认识了解,希望大家以后临床上不要拘泥于"病",而要着眼于"证",不可每遇遗尿症患儿皆妄投补益之品,因为还有小部分患儿证属肝经湿热下注之实证,不可肆意补益,有变生他证之风险。注重理论学习与临证实践相结合,精准辨证,更好地为患儿服务。

(林翔诊治、整理)

消风散治疗湿疹

一、医案实录

患儿,周某,女,4岁6个月。2014年4月3日初诊。

【主　诉】 皮肤湿疹3年。

【病史摘要】 患儿于3年前出现皮疹,四肢及面部皮疹多,瘙痒,干燥无渗液,夏季减轻,冬春季加重,曾于当地医院治疗,外用糖皮质激素,皮疹时轻时重,反复不已。平素挑食明显,喜荤腥及零食,大便偏干,小便正常。

足月顺产,出生后混合喂养。母亲妊娠时无特殊病史。

【体格检查】 体重20.5kg,身高105.0cm。咽部稍红,双侧扁桃体Ⅱ度肿大,心肺听诊无殊,腹软,肝脾未及肿大。面色欠红润,四肢及面部红色皮疹,无渗液,见抓痕。舌淡红,苔薄腻略黄,脉细数。

【辅助检查】 过敏原提示花粉＋。

二、四诊合参,选方用药

【四诊摘要】 皮疹反复,瘙痒、干燥,胃纳正常,大便偏干,咽略红,舌淡红,苔薄腻略黄,脉细数。

【中医诊断】 湿疮(湿热内蕴,血虚生风)。

【辨证分析】 患儿自幼喜荤腥及零食,日久损伤脾胃,运化失职,湿热内生,日久耗伤气血津液,血虚生风,发于皮肤,皮肤干燥。时值春季,易感风邪,风邪袭肺,肺主皮毛,皮疹加重,风性善变,故皮疹瘙痒。化热伤津生燥,故大便偏干。舌淡红,苔薄腻略黄,脉细数,均为湿热内蕴、血虚生风之象。

【治　法】 祛风清热养血。

【方　药】 荆芥9g,防风9g,牛蒡子6g,生甘草6g,蝉蜕6g,通草6g,知母 9g,生地黄 9g,当归 10g,枳壳 6g,生白芍 12g,白蒺藜 10g。颗粒剂,7 剂,每日 1 剂,每次 1 包,每日 2 次。

【外洗方】 土茯苓 30g,白鲜皮 15g,苦参 15g,薄荷 10g,蛇床子 15g,百部 15g,明矾 6g。7 剂,煎水外洗,隔天 1 次。

二诊:皮疹明显好转,胃纳正常,大便偏干,咽不红,舌质红,苔少,脉细。拟原法,前方加减,颗粒剂,7 剂,每日 1 剂,每次 1 包,每日 2 次。

外洗方同前。

【方 药】 荆芥 9g,防风 9g,玄参 9g,麦冬 9g,生甘草 6g,蝉蜕 6g,知母 9g,生地黄 9g,当归 10g,枳壳 6g,生白芍 12g,白蒺藜 10g。

三诊:皮疹消退,咽无不适,大便转润,舌红,苔薄,脉细。上方再服 14 剂。后以消风散加减善后。嘱注意饮食,随访半年,皮疹未发。

三、读书临证,医理切磋

盛师:湿疹在我们临床中非常多见,也是一个比较难治的疾病。这个病例选用消风散加减治疗,效果不错。先来讲讲你们对消风散的认识。

王海云:消风散源自明代陈实功的《外科正宗》,由荆芥、防风、牛蒡子、蝉蜕、苍术、苦参、石膏、知母、当归、胡麻仁、生地黄、木通、甘草组成。主治风热或湿热之邪侵袭人体所致风疹、湿疹等皮肤疾患。消风散中四味风药,荆芥、防风两药辛温,蝉蜕、牛蒡子两药辛凉,均为平和祛风药,可以升散表邪,祛邪外出而不伤正,四药升散亦能宣发人体阳气,阳气振奋则气化功能增强,又能帮助脾胃运化内蕴之湿邪。风药性皆偏燥,易伤阴血,故伍以当归、生地黄、胡麻仁养血活血,兼助祛风除邪,合"治风先治血,血行风自灭"之理。苍术、苦参、木通利湿止痒;石膏、知母清热泻火;甘草调和诸药而养中。诸药合用,祛邪而不伤正,泻火而不伐胃,凉血又护阴,具备疏风、清热、除湿和养血四法,而此四法正是中医治疗皮肤病的主要方法。

连俊兰:湿疹顾名思义,"湿"是主要发病因素,与风、热、瘀相关。如《伤寒杂病论》中的"浸淫疮";《素问·生气通天论》曰"因于湿,首如裹,湿热不攘……汗出见湿,乃生痤疿",即汗出之时遭受湿邪蒙束,内郁肌腠,气不得通,郁而生热就会发生痤疿之类的皮肤病。上述说明"湿"是主要致病因素。从脏腑而言,与肺、脾、肝三脏密切相关,其中脾至关重要。小儿脾胃较弱,因喂养不当,过食辛辣肥甘,脾胃运化不及,水液停聚而为湿,体内易生湿热;小儿肺常不足,易感六淫外邪,肺主皮毛,脾主肌肉;心肝常有余,体内湿热引动心火、肝火上炎,内外相应,风湿热邪郁结于皮肉之间,亦可发为湿疹。湿疹多是风湿热郁结于肌表而成,湿疹具有反复的特性,久则耗气伤血,血虚又能生风,故治疗应疏风、除湿、清热、养血、散结兼具,缺一不可。消风散的组成恰恰是这四组药物的组合,可谓经典。分析消风散可以发现,应用此方治疗湿疹,必然是从湿、热、血三方面入手的。但是,从这个病例的病史特点看,湿热与血虚都可见,盛老师,这时候临证我们该如何辨证把握呢?

盛师:该患儿湿疹日久,湿毒耗伤气血,血虚生燥,故皮肤干燥,冬春感受外风而病情加重,治疗宜养血祛风止痒,选用消风散加减。方中消风散养血祛风,因恐石膏大寒伤及脾胃,故去石膏。另加白蒺藜祛风止痒,生白芍养血滋阴。再配合中药外洗,药切病机,皮疹明显好转。当归饮子出自《重订严氏济生方》,由四物汤合玉屏风散加荆芥、防风、白蒺藜、何首乌组成。具有益气养血、滋阴润燥、祛风止痒作用,重在养血。两方区别在于,消风散以实证(风湿热)为主,以祛风清利湿热,兼以养血。当归饮子以虚证为主,以养血补血,兼以祛风,完全没有清利湿热之药。临证时辨清寒热虚实,选方用药,可单方也可合方进行加减。事实上,我们的组方已经包含当归饮子的多数药,可以看成是消风散和当归饮子的合方加减。

朱秋萍:湿疹的病机比较复杂,有风、寒、湿、燥、火、痰浊等各种邪气混杂,因此用药处方也不会是单一的清热解毒或温阳祛湿,治疗病程也会比较长。有时候思路就会乱了。

盛师:是的,湿疹这个病常常会反复发作,发病因素也比较复杂,但仍然不外乎表里寒热虚实,通过四诊合参,尤其是望诊和问诊,如喂养史、皮疹的形态和舌象,确定其病位和病性,最终确立正确的治疗法则。在祛湿、疏风、养血、疏肝的同时,健运脾胃始终要贯穿其中。

朱秋萍:这样理解思路就清晰了,在用药方面,儿童和成人还是有所不同吧,我记得盛老师经常会用到风药治疗湿疹,《内经》云"风能胜湿",是这个道理吗?

盛师:小儿是稚阴稚阳之体,阳气柔弱,阴津未充,气血未盛,因此小儿湿疹用药戒峻攻呆补,慎燥烈苦寒,力求柔润平和。应注重因势利导用药。初期以祛风清热、燥湿解毒为主,日久配以养血祛风。风药必不可少,取其可疏邪外出、开郁畅气、通阳胜湿的作用。如蝉蜕、牛蒡子、桑叶等凉性风药,兼有散热除湿之功。此外,还需要注意的是,有风当然要祛风,有湿必然要化湿,但多数祛风化湿药辛燥,不可过多使用,以防辛燥伤阴伤津,适得其反。这里的"过多"包括药物的量和使用时间。

连俊兰:是啊,前不久我看到一个医案,用了大量的辛燥药物,如麻黄、附子、肉桂、细辛等,依据是火郁发之,结果导致患者病情加重,瘀热深入血分,瘙痒难忍,昼夜难眠。这个过犹不及的道理的确非常重要,而我们要把握这个度还是需要多读书多临证。

白月双:治疗皮肤疾患,除消风散、当归饮子常用方外,过敏煎也应用甚广。过敏煎是当代名医祝谌予的经验方,由防风、银柴胡、乌梅、五味子组成。银柴胡清热凉血,防风祛风胜湿,乌梅、五味子生津,四药配合,寒热共济,有收有散,收者顾其本,散者祛邪,临证时我们也可以合方加减应用。另外,我发现二诊中加了白蒺藜,白蒺藜在皮肤病治疗中有什么特别的吗?

连俊兰:白蒺藜这个名字听起来似乎是一种草的名字,其实白蒺藜是一种植物结出的果实,为蒺藜科蒺藜属植物,新鲜时可做饲料。白蒺藜能平肝明目,散风行血。味辛、苦,性微温,有小毒。归肝经。《中药大辞典》曰"平肝解郁,活血祛风,明目,止痒",可用于治疗头痛眩晕,胸胁胀痛,乳闭乳痈,目赤翳障,风疹瘙痒。属于风药,可散肝经风热,驱血中风毒。在皮肤疾病的治疗中常用。

盛师:关于单味药,这里讲讲土茯苓。味甘、淡,甘能解毒,淡可分消。既益脾胃,使土旺湿除,肌肉自愈,又有解毒利湿之功。广东人常用来做药膳。龟苓膏中的"苓"就是土茯苓。口感好,不伤脾胃,很适合小儿。另外,也可以将土茯苓研为细末,外敷患处。

连俊兰:前段时间读了关于屯小林对湿疹的认识,今天分享一下,请大家指正。如果辨证后认为湿重,那么可以选用生薏苡仁,而且量可以大一点,成人是 30～90g。薏苡仁味甘、淡,性凉,归脾、胃、肺经。功能为健脾渗湿,除痹止泻,清热排毒。湿疹渗液多,肌肤肿胀时,可大剂量使用生薏苡仁除湿气。薏苡仁善利水,而不至损耗真阴之气,为祛湿之要药。生薏苡仁又助脾运,杜绝湿邪化生之源,还入肺补肺气,气化则湿邪亦化,微寒清热,防治湿邪郁久化热,虚实兼顾,微寒而不伤胃,益脾而不滋腻。我们小儿是否也可以大胆应用呢?

盛师:儿童生薏苡仁入药的话一般是 15～30g,但是我觉得薏苡仁入药,可以不入煎剂,因为儿童药比较少,一般煎的时间比较短,不容易煎出药性,倒掉又很可惜,所以我一般建议儿童将薏苡仁当食物,就是单独的薏苡仁煮起来喝薏苡仁汤。单味的薏苡仁一般为 30～60g,煎汤喝汤,可以代茶,药食同源。此外,也可以加大米或者小米一起熬粥给儿童吃,也是健脾胃的。当然,如果平时开健脾胃的方子里本来就有薏苡仁,比如参苓白术散、三仁汤,那么可以直接开进去。如果以健脾胃为主,那么还是熬粥比较好。因为脾虚运化不好、湿困脾胃的儿童并不是一天两天能好的,需要经过一段时间的调理,这种熬粥或者煮汤天天喝更适合,细水长流,慢慢使脾胃健运起来。

王海云:湿疹的外治法也不少,我记得老师经常给患儿开几剂汤剂外洗,苦参、白鲜皮、土茯苓,在用量方面有讲究吧?

盛师:皮肤病外治疗法特别重要,应用好了,可起到很好的作用。《医学源流》曰:"外科之证,最重外治。"《理瀹骈文》曰:"外治之理即内治之理,外治之药即内治之药。"在急性期,实证为主,可选用金银花 15g,菊花 15g,白鲜皮 15g,土茯苓 30g 等清热祛湿止痒药外洗或泡澡;在后期,虚证为主,出现抓痕、结痂及鳞屑等表现,可用蛇床子 15g,黄芩 15g,苦参 15g,生甘草 10g 等加麻油调成膏状外涂,起到保湿、润燥、止痒之功。

连俊兰:说到外洗法,我最近正好有个案例,6 岁女童,全身瘙痒,用手摸上去一粒粒的粗糙感,抓过皮肤会红。晚上瘙痒影响睡眠。去皮肤专科看过,外用药膏擦了无明显好转。家长和我比较熟,想咨询下中药外洗有没有效果。因为患儿抗拒喝中药。除了湿疹、平时大便偏干外,没有其他毛病。我便开了急性期的这个外洗方,一周后告诉我好多了。外治法真的需要我们好好研究应用,内外治并用,可增强疗效,缩短病程。

(盛丽先诊治,连俊兰整理)

济川煎合理中汤治疗便秘

一、医案实录

患儿,杨某某,女,14岁3个月。2014年8月11日初诊。

【主　诉】　大便干结3~4年。

【病史摘要】　近3~4年来患儿大便干结如羊屎,二三天一行,排便困难,无反复腹痛、腹胀,汗不多,怕冷,手足不温,胃纳欠佳。

患儿平素喜食冷食。初潮2年,有痛经史。生长发育正常。

【体格检查】　体重47kg,身高160.0cm。生长发育正常,面色欠华,咽不红,腹部较软,舌质偏淡,边有齿痕,舌苔白腻,脉细。

【辅助检查】　暂无。

二、四诊合参,选方用药

【四诊摘要】　大便干结3~4年,大便干燥如羊屎,二三天一行,排便困难,无腹痛,怕冷,手足不温,面色欠华,胃纳欠佳,有痛经史。舌质偏淡,边有齿痕,舌苔白腻,脉细。

【中医诊断】　便秘(脾肾阳虚)。

【辨证分析】　患者平素喜食冷食,日久损伤脾阳,脾胃虚弱,运化功能不足,故胃纳欠佳,面色不华。脾主四肢,脾阳不足,中焦虚寒,阳气不能温煦四肢,则怕冷,手足不温。肾司气化而主二便之开阖,脾阳虚日久损及肾阳,肾阳不足,气化失司,津液不布,肠失濡润,传导不利,故此大便秘结,排便困难。阳虚生寒,寒凝则痛,故有痛经,得热可解。舌质淡,边有齿痕,苔白腻,脉细,皆为脾肾阳虚之外象。

【治　法】　温补脾肾,润肠通便。

【方　药】　济川煎加减。党参 10g,炒白术 12g,干姜 6g,炙甘草 6g,炒枳壳 6g,当归 10g,肉苁蓉 10g,怀牛膝 10g,砂仁 6g,炙枇杷叶 6g,炙鸡内金 15g。14 剂。

二诊:患儿服药后,大便转润,一二天一行,胃纳渐增,月经提前,无痛经,咽不红,舌质偏淡,边有齿痕,苔薄腻,脉细。治以原方出入。

【方　药】　党参 10g,炒白术 12g,干姜 6g,炙甘草 6g,黄芪 12g,益母草 10g,当归 10g,肉苁蓉 10g,怀牛膝 10g,砂仁 6g,枳壳 6g。颗粒剂,14 剂,每次 1 包,每日 2 次。

三诊:患儿两次服药后,大便隔日一次,色黄而畅。原方继服。调治数次,随访,未复发。

三、读书临证,医理切磋

盛师:便秘为小儿常见的临床症候,可见于任何年龄,一年四季均可发生。哪位同学先来说说便秘的中西医诊治概况?

李吉意:临床上便秘一般以大便秘结不通,排便次数减少或者间隔时间延长,或便意频而大便艰涩、排出困难为主要表现。西医学将便秘分为器质性便秘和功能性便秘两大类。功能性便秘是指未发现明显的器质性病变而以功能性改变为特征的排便障碍,占儿童便秘的 90% 以上,常见原因有遗传、饮食习惯、肠道功能失常、代谢等。中医古籍对小儿功能性便秘论述较多,最早可以追溯到《内经》,其中称其为"大便难""后不利";隋代巢元方在《诸病源候论》中称其为"大便难""大便不通";朱丹溪提出"大便秘";至清代,沈金鳌在《杂病源流犀烛》中明确提出"便秘"的病名。治疗上各医家也有其不同的治疗方法。张仲景根据便秘的虚实寒热制定了苦寒清下、清热润下、理气润下的治法。李东垣认为便秘与饮食劳逸相关,故治疗从脾胃入手。朱丹溪认为便秘燥结血少,宜养阴。张景岳在《景岳全书》中曰"便秘有不得不通者,凡伤寒杂证等病,但属阳明实热可攻之类,皆宜以热结之法通而去之,若察其元气已虚,既不可泻而下焦胀闭,又通不宜缓者,但用济川煎主之,则无有不达",提出以补为通的治法。

朱秋萍:各家有不同的治法,感觉有点混乱,盛老师能给我们讲讲吗?

盛师:不管是哪家之言,都离不开寒热虚实阴阳。实证多是由饮食积滞、燥热内结或气机郁滞导致,一般病程较短,大便多干燥坚硬,可有腹部胀痛。

食积便秘者,多有伤食病史,可见不思饮食,口臭纳呆或恶心呕吐;气机郁滞者,多因情志不畅或者久坐少动,伴有胸胁不舒、腹胀疼痛、喜叹气的症状。虚症多因气血阴阳不足,肠失濡润,传导乏力,一般病程较长,大便一般不干燥,但是多有欲便不得出或大便排出艰难,腹胀喜按。血虚者,多有面色白、唇甲色淡的症状;气虚者,则会感神疲乏力气短。这些大家应该都在课本上学过,基本的中医理论要了然于胸。治疗上则应当以润肠通便为基本法则,根据不同证型,分别采用消食导滞、清热润肠、理气通便、益气养血等治法。当然,教科书和临床不会完全一样,我们往往会遇到寒热错杂、虚实夹杂等情况,这就需要我们四诊合参,抓住主要病机,先解决主要的矛盾。关于病位病性大家也可以说说。

王海云:正如《景岳全书·秘结》所云:"秘结证,凡属老人、虚人、阴脏人,及产后、病后、多汗后,或失水过多,或亡血失血、大吐大泻之后,多有病为燥结者,盖此非气血之亏,即津液之耗。凡此之类,皆需详察虚实,不可轻用芒硝、大黄、巴豆、牵牛、芫花、大戟等药,及承气等剂。虽今日暂得通快,而重虚其虚,以致根本日竭,则阳明之结,必将更盛,愈无可用药之矣。"不能见到便秘就想着攻下,首先要辨清虚实。便秘的病位主要在大肠,但常与脾、胃、肺、肝、肾有关。大肠主津液和传化糟粕,饮食物由口入胃,经过脾胃腐熟运化,水谷精气游溢上升,水由胃、大肠、小肠吸收,浊气糟粕不断下行,最后在大肠形成粪便,由肛门排出体外。脾胃功能升降失常,大肠传导必然失职,不能顺利降浊而便秘;肺与大肠相表里,肺热肺燥下移大肠,则肠燥津枯;肝失疏泄,若肝气郁滞,则气滞不行,腑气不通;肾司二便,肾阴不足,开合失司,肠失濡润,便干不行;若肾阳不足,则大肠失于温煦,传运无力,亦使大便不通。而该患者由于素喜食冷食,损伤脾阳,出现怕冷、手足欠温、面色不华、胃纳不佳表现;日久脾阳虚损及肾阳,脾肾阳虚,气不化津,津液不布,则肠道失于濡润而出现大便困难、干结如羊屎的表现,追根溯源,该患儿出现便秘的症状皆由脾肾阳虚所引起,因此治疗上我们应当温补脾肾,润肠通便。

连俊兰:这个病例属于脾肾阳虚型,因此用了济川煎合理中汤加减来治疗。但是我记得济川煎常用于治疗老年阳虚性便秘,用在小儿不多见,实际应该怎样应用呢?

王海云:我们在临床上确实经常用济川煎来治疗老年人阳虚便秘,但儿童也可用到,只要有证便可应用。济川煎出自《景岳全书》,具有温肾、益精、润燥之功效，以补为下。可以说是治疗肾虚便秘的代表方剂。我们这里的肾虚尤指肾阳虚，肾阳不足时，阳气鼓动无力，下焦津液不得敷布，肠道津亏，燥结内停。辨证要点除大便不通外，还有肾阳虚的症状，如腰膝酸软而冷，小便清长，舌淡苔白。方中肉苁蓉甘温，既能补肾阳，又能益精血，温补肾阳、益精润肠为君药；当归养血润肠，川牛膝补肾壮腰、善于下行为臣药；枳壳宽肠下气以助通便，升麻轻宣升阳，清阳得升，浊阴自降，且有欲降先升之妙；肾虚气化失职，水液代谢失常，以致浊阴不降，故而用泽泻甘淡泄浊，又入肾补虚，配合枳壳，使浊阴降则大便得通，共为佐使，合而用之，成为温润通便之剂。此方寓"润下"于"温补"之中，寄降浊于升清之内，乃寓通于补之剂。方名济川者，乃资助河川以行舟车之意。本方立法、用药别具特色，全方通过补肾填精以润肠通便，方中未用通下之品，也是"以补为通"的代表方剂。大家应该还记得小儿的生理特点吧，三有余而四不足，不足包含肺、脾、肾、阴常不足。肾常不足，肾气尚未充盈，尤其一些早产儿或者母亲妊娠时（母弱）体质较弱，幼儿先天不足，再加上后天失于看护、饮食不节、反复患病等因素，出现肾气不足肾阳虚症状。此病例患儿表现为明显的畏寒怕冷等阳虚症状，盛老师应用济川煎加减取得了很好的疗效。但是，大家有没有注意到，这个病例中济川煎除了补肾填精外，同时也有健脾运脾胃之功效。

连俊兰：是的，党参、炒白术、干姜、炙甘草为理中汤之意，枳壳、白术为我们熟悉的、盛老师常用的枳术丸。脾为后天之本，患儿喜食冷食，日久伤及脾胃，运化功能减弱，津液输布失司，也会导致便秘。这个病例可以说是济川煎、理中汤和枳术丸的合方。如果再加上茯苓，那就还有四君子汤之意了。

盛师：可以这么理解。这个案例脾虚一定是存在的，不能单纯认为是肾虚便秘。

白月双：便秘的病位主要在大肠，涉及脾、肾，治疗上以润肠通便为主，应当兼顾理气、温中、健脾。此方其妙处在于补中有泻，降中有升，温肾益脾，服之可使脾肾得温，肾阳充旺则脾土健运，五液并行，气机开合有序，肠得濡润而大便自调。俞根初老先生曾在《重订通俗伤寒论》中指出："济川煎妙在升麻升清气以输脾，泽泻降浊气以输膀胱。"可是这个病例老师没有使用升麻和泽泻，是出于什么考虑呢？

盛师：升麻和泽泻在济川煎中主要是佐使药，我们在临证应用时可以根据病情适当选用，做到补中有泻，降中有升既可。

李吉意:我有一个疑惑,该方用了炙枇杷叶是何意? 我记得在中药学书上,枇杷叶归属止咳平喘药,它味苦、性微寒,具有清肺化痰止咳、降逆止呕之功效,主要用于肺热咳嗽及胃热呕逆烦热口渴,和这个患儿的病症不太符合呀。

盛师:《本草纲目》言:"枇杷叶,治肺胃之病,大都取其下气之功耳。气下则火降痰顺,而逆者不逆,呕者不呕,渴者不渴,咳者不咳矣。"枇杷叶虽无通便之功效,但是它归属肺胃二经,入肺经善于降泻肺气,入胃经则降胃气而止呕逆。我们在此用它则是通过其降泻肺胃之气之功效来清肃大肠,促进肠蠕动。现代药理学研究表明,枇杷叶所含绿原酸能够显著增强胃肠蠕动。因此,我在这里用了炙枇杷叶。

连俊兰:对于小儿功能性便秘,在临床上我们除了用中药汤剂治疗之外,中医外治疗法也不错。比如小儿推拿疗法、灸法、穴位敷贴法、耳穴压豆法等,尤其对年龄小的儿童,口服中药困难,外治法更加适合。而在平时生活习惯方面,我发现老师在开好药方后都会叮嘱家长一番。

盛师:是的,只有家长、医生以及患儿三方面配合良好,才能得到最好的疗效。俗话说,三分靠治,七分靠养,是有一定的道理的。总结一下,家长应当注意以下几点:①调整饮食结构,适当增加粗纤维食物;②适量饮水,补充水分;③增加适量户外运动,加快肠蠕动;④要督促患儿养成定时排便的习惯;⑤及时发现患儿的情绪及心理变化,并予以疏导。

白月双:随着生活水平的提高,儿科疾病谱也发生了很多变化。临床上我们看到了更多的情志方面疾病。除了抽动障碍、多动症之类典型疾病外,其实消化系统疾病也受情志的影响,比如便秘这个毛病。这个患儿也有可能有这方面的因素吧?

连俊兰:是的,除先天不足、后天饮食等因素外,现代儿童受到较多情志方面的影响,尤其学龄期儿童,学业压力大,父母工作忙,亲子关系不够融洽可能缺乏交流,情志抑郁,加之电子产品的普及,活动时间大大减少,造成气机郁滞,肝气不疏,肝脾不调。而脾胃纳化有利于气机调达,气滞则升降之令不行,肠腑传导功能失常,糟粕不得下行,而形成便秘。这个患儿情绪没有大的波动,但是中学生学业压力肯定是存在的,再加上便秘时间较长,问诊时应该注意,临证时如有这方面的考虑,可以酌情加入疏肝理气之药,可合逍遥丸、四逆散等方。

（盛丽先诊治,连俊兰、李吉意整理）

甘露饮治疗慢性扁桃体炎

一、医案实录

患儿,李某某,男,6岁。2015年4月23日初诊。

【主　　诉】　反复扁桃体发炎2年,再发1周。

【病史摘要】　患儿2年来扁桃体反复发炎,1～2个月发作一次,表现为高热,体温39℃以上,咽喉疼痛,偶咳嗽,血常规相关指标偏高,两侧扁桃体Ⅱ—Ⅲ度肿大,可见数个白色脓点,每次都需要住院治疗,经静脉滴注抗生素后方可缓解。此次1周前外感后又见上述症状,已住院治疗6天,刻下热已退2天,偶有咽喉部不适,胃纳渐增,大便两日一行,偏干,小便无殊。

【体格检查】　一般情况可,咽红,左侧扁桃体Ⅱ度肿大,右侧扁桃体Ⅰ度肿大,未见明显分泌物。心肺听诊无殊,腹部及神经系统检查无殊。舌尖红,苔少偏燥,脉细数。

二、四诊合参,选方用药

【四诊摘要】　患儿反复扁桃体发炎2年,发时高热,咽喉疼痛,双侧扁桃体Ⅱ—Ⅲ度肿大,可见数个白色脓点。现热已退,偶有咽喉部不适,咽红,左侧扁桃体Ⅱ度肿大,右侧扁桃体Ⅰ度肿大,未见明显分泌物,胃纳渐增,大便两日一行,偏干。舌尖红,苔少偏燥,脉细数。

【中医诊断】　慢乳蛾(胃肾阴虚)。

【辨证分析】　患儿扁桃体炎反复发作,风热之邪入里化热而未解,日久导致邪毒滞留,耗损阴液,伤及胃肾,导致津液不足,不能上承滋养咽喉,致阴虚内热,虚火上炎,灼伤咽喉,气血不畅致扁桃体肿大。热邪日久灼伤阴津,炼液为痰,血凝为瘀,热痰瘀相互搏结,同样致使扁桃体反复肿大不消。大便干结,舌尖红,苔少舌燥,脉细数,均为阴虚内热之表现。

【治　法】 养阴清热,散结利咽。

【方　药】 生地黄 9g,浙麦冬 6g,天冬 6g,炒枳壳 6g,枇杷叶 9g,炒黄芩 6g,生甘草 6g,桔梗 6g,浙贝母 10g,三青叶 6g,蝉蜕 6g,白僵蚕 6g,茵陈 15g。5 剂,水煎服,每日 2 次。

二诊:2015 年 4 月 29 日,患儿症状较前好转,咽不红,扁桃体肿大好转,胃纳较前增加,大便偏干情况好转。治拟原法巩固,上方继服 5 剂,水煎服,每日 2 次。后随访,该病未复发,偶有发热,用药即退。

三、读书临证,医理切磋

盛师:小儿乳蛾在临床上也是一种常见病,先请白月双来介绍一下扁桃体炎的基本情况。

白月双:乳蛾为儿科肺系疾病之常见病、多发病,相当于现代医学的扁桃体炎,临床上有急慢性之分。急性扁桃体炎在西医学上归属急性上呼吸道感染的部分,其主要表现是患儿有咽部不适或疼痛,伴有吞咽困难,可有发热、头痛、乏力等全身症状,甚则有高热、昏迷、抽搐等;扁桃体红肿,表面可有黄白色脓点,重者腐脓成片。扁桃体反复感染,细菌深藏于腺窝,又将演变为慢性扁桃体炎。临床上对慢性扁桃体炎的定义是咽痛至少 3 个月且伴有扁桃体的炎症,多由急性扁桃体炎反复发作或因腭扁桃体隐窝引流不畅,窝内细菌、病毒滋生感染而演变为慢性炎症。大多数慢性扁桃体炎患儿一般无自觉症状,易患感冒及急性扁桃体炎反复发作,较大年龄患儿发作时常自诉有咽痛,发作间歇期内自觉症状减轻,可伴有咽部发干、发痒、异物感,以及刺激性咳嗽等轻微症状;若是扁桃体隐窝内有腐败物堆积或厌氧菌感染,则会出现口臭;若是患儿扁桃体过度肥大,则可能出现呼吸不畅、睡眠打鼾、吞咽或言语共鸣障碍。大龄儿童,包括学龄前和学龄期儿童是慢性扁桃体炎的好发人群;成人患者以年轻人居多,总体患病率随年龄增长而呈下降趋势。春秋两季冷暖交替,气温变化显著,慢性扁桃体炎易急性发作。

连俊兰:基于儿童上呼吸道的解剖学特点,即婴儿咽部较狭窄且垂直,两扁桃体在新生儿时期各藏于咽腭弓之间,腺窝和血管均不发达,到 1 岁末随着全身淋巴组织的发育而逐渐长大,4～10 岁时发育为高峰期,而此时儿童的身体抵抗力相对较弱,易受到各种细菌、病毒等的侵袭,因此这个阶段儿童扁桃体炎高发。但是扁桃体在14～15岁时又逐渐萎缩,其发病率会逐渐下降。慢性扁桃体炎之所以难以治愈,主要是由于扁桃体内有很多很深的陷窝,细菌隐藏于深处,全身性用药和局部用药的药力难以到达这些深的陷窝,从而使得细菌、病灶长期存在。即使急性发作时西药治疗效果很好,也难以完全消灭细菌。当然这是以西医学角度分析,今天我们主要讨论中医中药在防治乳蛾方面的优势。

王艳:中医对该疾病的认识是非常久远的。乳蛾最早属于"喉痹"范畴,《黄帝内经》首载"喉痹"病名,随着医学的发展,历代医家对其病因病机、临床症状等有了更加全面的认识。"乳蛾"病名首见于《儒门事亲》"热气上行,结搏于喉之两旁,近外肿作,以其形似,是谓乳蛾"。宋代以后,医家们逐渐把乳蛾从喉痹中分离出来。明代《外科正宗》提出乳蛾有实火乳蛾和虚火乳蛾之分。清代医家则对乳蛾的论述更加详细,《医宗金鉴》在喉病卷六十六中言:"乳蛾肺经风火成,双轻单重喉旁生,状若蚕蛾红肿痛,关前易治关后凶。"对于慢乳蛾,盛老师认为与肺胃肾相关,特别是与胃肾联系更加紧密。小儿脏腑娇嫩,形气未充,肺、肾、阴常不足,易感受风热之邪,病后阴液受损,阳气亦常受挫,正气不足,不足以抗邪,邪毒停滞凝结于咽喉部;每因感受外邪或是过食辛辣食物而导致外邪乘势入里,肺胃受之,火热上蒸,蒸灼喉核,反复发作,日久导致胃阴不足,肾阴亏损,虚火上炎,邪热伤阴,阴津亏损不能上承而导致咽部失养,热邪也可炼液为痰,血凝为瘀,热痰瘀相互搏结停滞于咽喉。

李吉意:当我们遇到这样的患者时,该如何辨证治疗呢?

白月双:对于小儿乳蛾,首先应当分清急乳蛾和慢乳蛾,两者都存在咽痛、吞咽不适的症状。但是急乳蛾急性起病,病程短,伴有发热,扁桃体充血呈鲜红色或深红色,表面有黄白色的小脓点,重者脓腐成片;慢乳蛾则有急乳蛾反复发作史,病程长,咽痛在3个月以上,虚实夹杂,伴有低热或不发热,咽部黏膜暗红色,扁桃体肿大或萎缩,表面凹凸不平,充血呈暗红色,挤压后可有分泌物溢出。因此,我认为临床上可以将慢乳蛾分为两个阶段进行治疗,一个是急性发作期,一个是慢性迁延期。急性发作期多由感受外邪或过食辛辣食物所致,以实证为主,临床表现和急乳蛾类似,我们也可以参考急乳蛾的方法来治疗。慢性迁延期则是扁桃体炎逐渐好转,但易感邪而再次发病。该期痰、热、瘀互结于咽部,出现肺胃肾虚的表现。辨证时当辨病变脏腑及致病因素。痰多者,扁桃体多肥大,伴有白色分泌物;瘀血明显者,扁桃体呈暗红色,咽部干涩不利或疼痛,舌质暗红,苔白,脉涩;胃肾阴虚者,咽干咽痒,咽喉色红或暗红,兼有手足心热,口干,烦躁,舌质红,苔少,脉细数;肺脾气虚者,扁桃体肥大且日久不消,色微红或不红,伴倦怠乏力,夜寐打鼾,食少纳差,舌质淡,苔白或腻,脉濡缓。

盛师:该患者在辨证之后属胃肾阴虚证,选用了甘露饮来治疗,请俊兰来分析一下。

连俊兰:本案患儿扁桃体炎反复发作,病程时间长,外感风热之邪入里化热,日久邪毒滞留,耗损阴液,伤及胃肾,津液不足不能上承滋养咽喉,致阴虚内热,虚火上炎,灼伤咽喉,气血不畅致扁桃体肿大。从经络角度分析,足少阴肾经,入肺中,循喉咙,咽喉得肾之精气濡养,生理功能正常,不为邪毒侵犯;足阳明胃经,从上齿中,出挟口环唇,循下颌角前,沿咽喉入缺盆。若肾阴不足,则虚火上炎循经结于咽喉;胃阴虚,津液不能上输,虚热内生,则灼于咽喉。热邪日久灼伤阴津,炼液为痰,血凝为瘀,热痰瘀相互搏结,同样致使扁桃体反复肿大不消。大便干结,舌尖红,苔少舌燥,脉细数,均为阴虚内热之象。此次再发,因内邪未解又合外邪,虽经治疗热度已退,但扁桃体仍肿大,证属胃肾阴虚,治宜养阴清热,散结利咽,甘露饮正合此意。甘露饮出自《太平惠民和剂局方》卷六,由熟地黄、生地黄、麦冬、天冬、石斛、甘草、枳壳、枇杷叶、茵陈和黄芩组成,具有清热养阴、行气利湿的功效。全方药物可分为两类,第一类养阴清虚热,生地黄和熟地黄补肾滋阴生津,麦冬、天冬、石斛养阴清胃生津;第二类清利湿热,舒畅气机,黄芩、茵陈清利湿热,枳壳舒畅气机,枇杷叶开宣上焦,使气化则湿亦随之而化。两类药物共用,滋阴又不碍邪,清热利湿不伤阴。

王海云:临床上这种状态的患者倒是不少,请老师给我们讲讲该如何有效应对呢?

盛师:临床上,疾病是不断进展的,症状也会因人而异,但只要抓住其病机,就能很好地进行治疗。刚刚俊兰也讲了甘露饮的组成及功效。该方主要由两大类药物组成,而且以养阴滋阴药物为主,使用该方的患者肯定存在阴虚症状,如患者自诉足底手心热,到下午甚或夜晚会更明显,口干但是饮水不多,心烦等,在舌苔、脉象上也有反映;第二类药物黄芩、茵陈清热利湿,枳壳、枇杷叶宣畅气机,可用于治疗口舌生疮、胸闷、大便干结或者黏腻不爽、小便短赤等症状。因此,甘露饮治疗阴虚夹湿热所导致的疾病有非常好的效果。

此处养阴与利湿之法同用,看似违背常理,但却是本方妙处所在。患者已有阴虚症状,我们一味燥湿则会加重阴液干涸,但是纯用滋阴药物又会助长体内湿热,因此两类药物共用,滋阴为主兼除湿热,驱邪而又不伤正。

李吉意:老师,甘露饮具有养阴清热、行气利湿的功效,但是从该患儿的症状及舌脉来看,主要以阴虚为主,并未体现"湿"这一特点,这是为什么呢?

盛师:说到这个"湿",我们还要从这个阴虚讲起。我们所说的阴虚湿热证,并非阴虚证与湿热证简单相加而来,两者之间是存在内在联系的。阴虚是脏腑的阴津损耗,而湿则是水液代谢异常的产物,从表面来看两者似乎不存在联系。但从阴液产生的角度看,饮入于胃后,归宿有二:循常道输布于全身,谓之阴津;反之,不循常道而停聚于体内,谓之湿。因此,阴津与湿邪其实是同源异流。湿热属于实邪,无论外感内生,究其本源皆是正气不足,即"邪之所凑,其气必虚"。脾运化水湿,一旦脾气虚损,则外湿相凑,内湿滞留。阴虚易生内热,若内热与湿邪相合,则会化生湿邪而留滞体内,因此阴虚兼有脾虚者最易感受湿热之邪。

连俊兰:明白了,该患儿扁桃体炎反复发作,病程时间长,外感风热之邪入里化热,日久则导致阴虚,其每次发病必用抗生素这类寒凉之品,加之小儿脾常不足,日久则使得脾气亏损,不能运化水湿,阴虚与湿邪相搏结。而且湿邪的致病特点之一就是病程时间长,因此该患儿的扁桃体炎才会反复发作。我记得石寿棠在《医原》中曾提到对阴虚夹湿证的治法,"始以病湿,继则湿又燥化;始也病燥,继则燥又夹湿。故因燥化湿者,仍当治以燥为本,而治湿兼之;由湿化燥者,既当治湿为本,而治燥兼之",这可以很好地说明此处甘露饮主要是针对其阴虚这一特点,治疗上也应当以滋阴清热为主。

李吉意:我发现老师在用药时,并没有用熟地黄和石斛。我记得熟地黄为补血药,甘、微温,具有补血滋阴、益精填髓、补益肝肾之功效,但其性质黏腻,有碍消化。而石斛为补阴药物,甘、微寒,具有益胃生津、滋阴清热、明目强腰膝之功效,在温热病早期及湿热病未化燥时不宜服用。此外,临床上补阴也有滋阴和养阴之区别,滋阴之品如阿胶、熟地黄等过于滋腻,多用确实不利于湿热证的去除以及脾胃的运化,而养阴之品如天冬、麦冬、石斛等微寒甘淡之性,有利于去除湿热,而且也非常适用于小儿阴不足这一生理特性。该患儿急性期已过,也不处于温热病早期,从舌象和脉象的表现来看也可以使用石斛,但是并没有用是出于什么考虑呢?

盛师：其实现在回顾这个病案，我认为石斛也是可以使用的。从该患儿整个病史和症状表现来看，都处于一个胃肾阴亏、津液亏损的状态，而石斛属于阳明、少阴之药，滋阴清热生津效果非常好。根据该患儿舌象脉象，也是适用的。我们在临床上选方用药是非常灵活的，一张处方并非每味药物都要使用，一般君药针对的是疾病主症，也就是其病机，无特殊情况不会减少，而臣药、佐药、使药是助君药疗效或针对治疗一些兼症的，可以加减使用。石斛在甘露饮中为臣药，可根据情况使用。这也是一些年轻医生刚上临床时会出现的一个问题，没有学会取舍，开出的方子含有二十几味药物甚至更多，而临床用药在精不在多，不要拘泥于书本知识，要灵活变通，学会根据病情加减用药，这正是我们中医的奥妙所在啊！你提出的问题非常好，有帮于我们在后期不断反省，找出不足之处，使我们更好地总结经验，逐步提升自己。

连俊兰：其实说到石斛，江浙地区还是比较盛行的，人们常将它作为一种保健品。经常有家长来问我，小朋友抵抗力比较差，能不能吃点石斛来增强抵抗力。确实，现代药理学已证实，石斛所含的多糖、生物碱类等成分具有免疫活性，可以提高人体的免疫力。临床上使用的石斛主要分为干石斛和鲜石斛，其药效侧重点是不一样的。干石斛长于滋阴养胃，不仅适用于虚热证候，还可以明目强腰膝；鲜石斛含水量高，长于清热生津，更适用于实热证候，如阳明热盛伤阴、风温、伏暑秋温等。正常用药量一般为 6～12g，鲜品为 15～30g，若治疗类风湿性关节炎、强直性脊柱炎等，则用量可调整为 10～200g。但是，脾胃虚寒、肾阳虚衰以及脾虚湿盛者不宜长期大剂量服用石斛。

王艳：除了甘露饮之外，本方还有升降散结方的"影子"，这也是老师在临床上治疗急性扁桃体炎和化脓性扁桃体炎的经验用方。本方是由杨栗山《伤寒瘟疫条辨》中的升降散加减而来的。其原方仅由僵蚕、蝉蜕、姜黄、大黄四味药物组成。药虽少，但确精妙异常。方中僵蚕为君，味辛、苦，气薄，轻浮而升阳中之阳，能胜风除湿，清解郁热；蝉蜕为臣，味甘、咸，性寒，升浮宣透，可清热解表，宣毒透达，为阳中之阳；姜黄为佐，气辛味苦，可行气活血解郁；大黄为使，苦寒泻火，通腑逐瘀，善降浊阴。四者配伍，气血畅达，清升浊降，内外通和。而升降散结方在此基础上又加以甘草、桔梗宣肺利咽，祛痰排脓，浙贝母、三叶青清热解毒散结。

连俊兰：升降散结方的甘草、桔梗也是桔梗汤的组方，具有宣肺化痰、利咽止痛之效，出自张仲景的《伤寒论》和《金匮要略》。《伤寒论》载："少阴病，二三日,咽痛者,可与甘草汤;不瘥,与桔梗汤。"《金匮要略》载:"咳而胸满,振寒脉数,咽干不渴,时出浊唾腥臭,久久吐脓如米粥者,为肺痈,桔梗汤主之。"盛老师在治疗呼吸系统疾病时也常配伍这对药,并且老师的经验方——疏宣七味汤、治咳六味汤也都包含了这对药。临床上我在治疗一些急慢性咳嗽及咽喉部炎症等时都会使用升降散结方,效果还是非常好的。

李吉意:听了各位老师讲的这么多知识和经验,真地让我受益良多。作为一名年轻的中医儿科医生,我还有很长的路要走,希望能够得到老师们的提点,也非常期待老师们下次的经验分享!

(盛丽先诊治,连俊兰、李吉意整理)

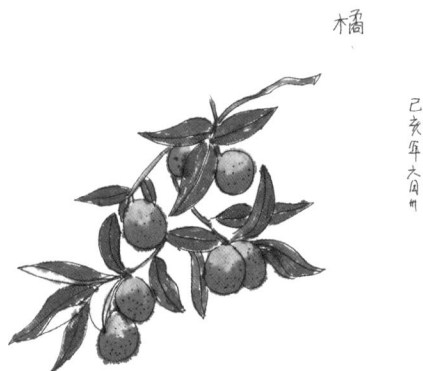

橘

己亥年六月川

柴胡桂枝汤治疗小儿哮喘慢性持续期

一、医案实录

患儿,陈某某,女,6岁。2017年10月13日首诊。

【主　诉】　反复咳喘2年余。

【病史摘要】　患儿2年前出现咳嗽、气喘,后每遇感冒则咳喘反复发作,平均约2个月发作1次,每次予雾化吸入及抗感染等治疗均能缓解。半年前至当地医院就诊,考虑"支气管哮喘",予沙美特罗替卡松粉吸入剂,每日2次,患儿咳喘发作程度较前有减轻,但发作频次仍同前。现夜间偶有咳嗽,有痰,稍有鼻塞,活动后汗多,无气喘,无发热,无胸闷胸痛,要求中医治疗而来就诊。

患儿胃纳差,大便正常,夜寐安。

既往史:有变应性鼻炎病史;易发生呼吸道感染,平均1~2个月有1次上呼吸道感染史,近半年有2次下呼吸道感染史。

【体格检查】　神清,精神可,全身未及明显肿大淋巴结,咽部无充血,双肺呼吸音粗,未闻及明显干湿啰音,心腹无殊。舌淡红,苔薄白,脉弦细。

二、四诊合参,选方用药

【四诊摘要】　每遇感冒则咳喘反复发作。现偶有咳嗽,有痰,鼻塞,活动时汗多,胃纳差,大便正常。舌淡红,苔薄白,脉弦细。

【中医诊断】　哮喘病(营卫失和,枢机不利,风邪久恋)。

【辨证分析】　患儿肺、脾、肾三脏功能失调,津液输布失常,水凝为痰,留伏于内,乃生伏痰,外因诱发,触动伏痰,痰气搏击,痰阻气滞,气机不畅,则致哮喘发作;感受六淫之邪致营卫失和,脏腑失调,邪气从外而入,与正气相搏,致少阳枢机不利,正虚邪恋,故患儿反复感冒,诱发哮喘反复发作;风邪留恋,肺失宣肃,故有鼻塞、咳嗽;营卫不和,肺卫不固,则活动时汗多。舌淡红,苔薄白,脉弦细,均为正虚之象。

【治　法】　调和营卫,祛风化痰。

【方　药】　柴胡 6g,黄芩 6g,姜半夏 9g,桂枝 6g,炒白芍 10g,甘草 3g,大枣 6g,葶苈子 9g,苦杏仁 9g,浙贝母 9g,白芷 9g。7 剂,水煎,每剂煎至300ml,早晚分服。

二诊:2017 年 10 月 20 日,患儿咳嗽缓解,偶有鼻塞,活动时汗多,胃纳稍增,大便正常,咽部无充血,肺部未闻及明显干湿啰音。舌淡红,苔薄白,脉弦细。

【方　药】　柴胡 6g,黄芩 6g,姜半夏 9g,桂枝 6g,炒白芍 10g,大枣 10g,甘草 3g,白芷 9g,黄芪 15g,炒白术 9g,防风 3g。7 剂,水煎,每剂煎至 300ml,早晚分服。

三诊:2017 年 10 月 27 日,患儿无咳嗽,无鼻塞流涕,无胸闷,活动时汗多,胃纳一般,大便正常,咽部无充血,肺部未闻及明显干湿啰音。舌淡红,苔薄白,脉弦细。

【方　药】　柴胡 6g,黄芩 6g,姜半夏 9g,桂枝 6g,炒白芍 10g,大枣 10g,黄芪 15g,防风 3g,炒白术 9g,茯苓 9g,太子参 15g,五味子 6g。7 剂。

上方加减治疗半年,且半年后停用沙美特罗替卡松粉吸入剂。2019 年 10 月电话回访,患儿哮喘未再发作,近半年仅有 1 次上呼吸道感染。

三、读书临证,医理切磋

王庆:支气管哮喘是儿童时期一种常见的慢性呼吸道疾病。根据其临床表现,哮喘可分为急性发作期、慢性持续期和临床缓解期。慢性持续期表现为近 3 个月内不同频次和(或)不同程度出现喘息、咳嗽、气促、胸闷等症状。但中医临床上常将哮喘分为发作期与缓解期两期,缺乏对慢性持续期的辨证分型。对于慢性持续期中医诊治,大家都有何看法呢?

盛师:在哮喘发作期与缓解期之间,往往会出现邪毒渐平,虚象显露,风、热、痰、积等未尽,肺、脾、肾虚显现的征象,部分症状反复迁延不愈,该时期正对应西医的慢性持续期。我认为中医也应该将哮喘分为三期,这样更符合临床特点。为了对慢性持续期的辨证分型有更深的认识,先让王其莉谈谈慢性持续期的发病机制。

王其莉:哮喘的病理因素以痰为主,肺、脾、肾三脏功能不足导致津液凝聚成痰,伏藏于肺,成为发病的"夙根"。如《景岳全书·喘促》说:"喘有夙根,遇寒即发,或遇劳即发者,亦名哮喘。"伏痰为哮喘宿根,这里的痰可以理解为哮喘慢性炎症的存在,痰阻气道,气管狭窄,通畅不利,肺气宣降失司;也可理解为气道高反应性,一有外邪触动伏痰,痰即随气升,气因痰阻,相互搏击,壅塞气道,肺管狭窄,通常不利,肺气宣降失常,引动停积之痰,而致痰鸣如吼,气息喘促。《证治汇补·哮病》说:"哮即痰喘之久而常发者,因内有壅塞之气,外有非时之感,膈有胶固之痰,三者相合,闭拒气道,搏击有声,发为哮病。"

哮喘发作时咳嗽气促,喘息痰鸣,此期痰盛气逆,兼有风寒或风热之外感,故以标实为主。哮喘进入慢性持续期,咳嗽喘息等症状虽较前减轻,但仍反复发作,气道反应性较高。此期的病机特点为正虚邪恋,其邪有风、寒、热、湿、痰、食等,虽较发作期已减,但仍未净,其正虚有肺脾气虚,营卫失和,肺肾阴虚,肺脾肾三脏俱虚等,故此期极易再次外感而诱发哮喘,形成往来不已之势。

连俊兰:近代诸多医家认为伏痰并非孤立存在,它与气滞血瘀往往互为因果,因痰阻气滞,气机不畅,影响血液运行,血滞成瘀,瘀血内生,停于脉络,阻塞气道,使气滞更甚,又加重瘀血,形成恶性循坏。痰瘀互结肺中,一方面阻滞肺气,肺失宣肃,另一方面痰瘀阴邪凝聚肺中,耗伤肺气,致使哮喘反复发作,迁延难愈。因此,有人提出痰瘀是哮喘发作之根本。对这一论断大家怎么看?

胡岐芳:痰瘀既是病理产物又是致病因素,阻滞于肺之脉络,影响肺气的升降出入。痰瘀是邪实之一,会加重气道的慢性炎症,但仅是哮喘发作的重要原因之一,因为哮喘发作由多个因素引起,它的本质是正虚邪实。临床上哮喘发作常由外感诱发,故我认为儿童邪实以外邪为主,瘀血反而相对少见。因哮喘易由外邪诱发,故反复呼吸道感染的哮喘患者更容易处于咳嗽反复发作的慢性持续期,所以对慢性持续期的辨证分型,我觉得可以参考反复呼吸道感染的辨证分型。

盛师:哮喘的治疗需要辨证分期,发作期以邪实为主,治疗当以攻邪治其标;缓解期以正虚为主,治疗当扶正以治其本;慢性持续期是治疗哮喘的关键时期,病机关键是正虚邪实,虚实夹杂,治疗当扶正不留邪,祛邪不伤正。根据自身临床经验,我将慢性持续期分为三类进行辨治。

(1)肺脾气虚,痰食互滞:症见哮喘缓解后仍反复易感,时有咳嗽或喉中有痰,自汗或盗汗,或倦怠乏力,胃纳欠振,或口臭,舌淡或淡红,苔薄腻,脉细滑。治拟益肺健脾,化痰运滞。药用玉屏风合六君子汤加麦芽、焦六神曲、桔梗。本方以六君子汤健脾燥湿化痰为主,培土以生金,加黄芪、防风突出补益脾肺之气,重在治脾。脾土健运,生痰之源则绝,不治痰而痰自除。

(2)营卫失和,风邪久恋:多见于过敏体质者。有过敏性鼻炎病史的特禀质哮喘患儿,临床常见哮喘缓解后仍有喷嚏、流涕、鼻塞、鼻痒,时有咳嗽,平时多汗,舌淡或淡红,苔薄白或白腻,脉浮滑。治拟调和营卫,固表祛风,使邪毒得以廓清,正气得以恢复,体质改善,抗病力增强后病情渐趋稳定。药用桂枝汤和玉屏风散加苍耳子、辛夷。本方以桂枝汤为基础,重在调和营卫,合玉屏风散益肺固表,加苍耳子、辛夷祛风宣窍。

(3)肺肾气虚,痰湿内伏:多见于年长儿童,或素体先天不足、肾精亏虚患儿,常动则多汗、咳嗽、气急,舌质偏淡,苔白腻,脉细。治拟益肺化痰,固肾纳气。药用金水六君煎加黄芪、紫苏子、五味子、石菖蒲。

以上三种慢性持续期证型中,临床上儿童比较多见的是肺脾气虚、营卫失和的证型。在本案例中,患儿既有表气不足,营卫失调,又有邪正相争,虚实夹杂,此为少阳枢机不利之证;因营卫不和,枢机不利,风邪久恋,致使哮喘缓解后仍有鼻塞、时有咳嗽等症状,又致患儿反复感冒,从而诱发哮喘发作。因此,在治疗上兼顾祛风化痰的同时,还需要调和营卫。方药选用柴胡桂枝汤加减。柴胡桂枝汤出自《伤寒论》,是"和法"的代表方之一,由小柴胡汤、桂枝汤各减其半量合方而成。桂枝汤能益阴敛血,内和营气,外证得之,解肌而和营卫;内证得之,化气而调阴阳。小柴胡汤,为和解少阳的代表方剂。寒温并用,攻补兼施,可疏利三焦,宣通内外,调畅气机。以小柴胡桂枝汤为主方加减治疗咳喘之证,取其可调和营卫、和解表里、调转枢机、复升降、平喘嗽之功能。由于体弱儿童表卫失固,营阴不能内守,故桂枝用量宜轻,白芍用量宜重,轻微的桂枝得大量的芍药,解表之中寓敛汗之功,和营之中有调卫之效。有研究显示,柴胡桂枝汤具有免疫调节作用,且桂枝汤和小柴胡汤的免疫调节作用有协同关系。咳嗽缓解后用玉屏风散卫外固表,方中黄芪甘温,归脾、肺二经,"入肺补气,入表实卫,为补气诸药之最";白术甘苦而温,专入脾胃之经,为益气健脾要药,助黄芪培土生金,固表止汗。伏痰是哮喘反复发作的宿根,故加入浙贝母化痰。葶苈子与大枣合用为葶苈大枣泻肺汤。葶苈子泻肺去痰水,大枣缓和药性,以免葶苈子损伤肺气而护正。苦杏仁降气化痰平喘,白芷宣肺通窍。全方具有调和营卫、和解表里、补益肺气、清化痰浊的功效,消补兼施,寒温并用,表里同治,恰合儿童"易寒易热、易虚易实"的病理特点。

杨雯雯:盛老师在本案例中采用了柴胡桂枝汤,该方是和解法的代表方之一。在哮喘慢性持续期选用和解法我是这样理解的,由于小儿脏腑娇嫩,形气未充,阴阳两气均属不足,感邪后易寒易热,易虚易实,极易出现寒热虚实夹杂、表里同病之候,此期疏表则耗其正,峻补则碍其邪,清热则寒生,温燥则津伤,故宜缓调,采用和解之法最为合拍,通过调和疏解,使患儿表里寒热虚实的错杂证候、脏腑阴阳气血的偏盛偏衰归于平和。

盛师:我们通过哮喘慢性持续期治疗案例学习了该病的发病机制以及治疗方法,慢性持续期的本质是正虚邪实,此期病情时缓时著,证候错杂,往来不已,具有寒热并见、虚实夹杂、营卫失和、表里同病之征象。此期极易感受外邪而致哮喘发作,故治疗上采用和解法,方用柴胡桂枝汤加减,在临床上可取得较好的疗效。

(盛丽先诊治,王庆整理)

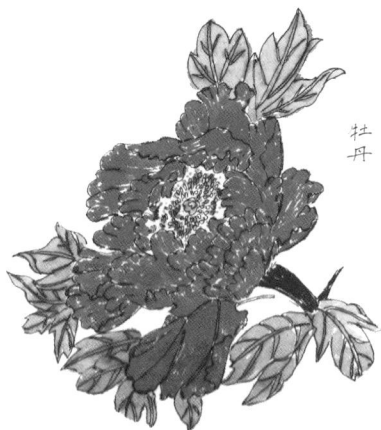

牡丹

银翘散合麻杏石甘汤治疗小儿肺炎喘嗽

一、医案实录

患儿,黄某某,女,5岁8个月。2020年9月20日初诊。

【主　诉】　咳嗽5天,加重伴喘息、发热2天。

【病史摘要】　患儿5天前淋雨后出现咳嗽,不剧烈,以干咳为主,伴喷嚏、鼻塞、流清涕,家长予生姜红糖水口服。2天前患儿咳嗽加重,呈阵发性,昼夜均咳,有痰不易咳出,偶能咳出少许黄黏痰,伴喘息,呼吸略急促,能平卧,同时伴发热,体温波动在37.8～39.2℃,无畏寒、寒战。诉头晕头痛,喷嚏减少,但时流浊涕。食欲欠佳,大便干结,2日1次,如羊屎状,小便黄少。家长自行予布洛芬混悬液、氨溴特罗口服溶液及蓝芩口服液口服2天,症状无改善,遂至我院门诊就诊。胸部CT:支气管肺炎。血常规+超敏C反应蛋白:白细胞计数$6.24×10^9$/L,中性粒细胞百分比65.7%,淋巴细胞百分比22.6%,单核细胞百分比12%,超敏C反应蛋白23mg/ml。肺炎支原体抗体检测阴性,新型冠状病毒核酸抗体检测阴性。诊断为"支气管肺炎"。

既往史:既往体健,无反复喘息病史。否认异物吸入史,否认结核密切接触史。

出生及喂养史:第一胎第一产,足月顺产,出生时体重3.1kg,混合喂养,正常添加辅食,正常预防接种。

家族史:无特殊家族史。

【体格检查】　体温38.7℃,心率116次/分,呼吸29次/分,体重21.8kg。意识清,精神可。全身无湿疹,轻度三凹征,面色潮红,无鼻翼煽动,口唇殷红、干燥,咽红,双肺呼吸音粗糙,可闻及湿啰音、喘鸣音及痰鸣音,律齐,未及杂音。腹部检查无异常。舌红,苔黄,脉浮数。

【辅助检查】 胸部 CT：支气管肺炎。血常规＋超敏 C 反应蛋白：白细胞计数 $6.24×10^9/L$，中性粒细胞百分比 65.7%，淋巴细胞百分比 22.6%，单核细胞百分比 12%，超敏 C 反应蛋白 23mg/ml。肺炎支原体抗体检测阴性，新型冠状病毒核酸抗体检测阴性。

二、四诊合参，选方用药

【四诊摘要】 患儿咳嗽 5 天，加重伴喘息、发热 2 天；昼夜均咳，有痰不易咳出，偶能咳出少许黄黏痰，伴喘息、呼吸略急促；伴发热，时流浊涕，食欲欠佳，大便干结如羊屎状，小便黄少，精神可，面色潮红，口唇殷红、干燥，咽红，双肺呼吸音粗糙，可闻及湿啰音、喘鸣音及痰鸣音。舌红，苔黄，脉浮数。

【中医诊断】 肺炎喘嗽（风热闭肺）。

【辨证分析】 小儿肺常不足，淋雨受凉后致风寒之邪外感，风寒犯肺，肺失宣肃，肺气上逆则咳嗽；风寒之邪客肺，卫阳被遏，故出现喷嚏、鼻塞、流清涕；小儿为纯阳之体，阳常有余，风寒之邪不能外解，迅速入里化热，而致风热闭肺，肺气郁闭，气道受阻，则可见咳嗽剧烈、喘息及呼吸急促；邪热入里，炼液成痰，故咳黄黏痰，外邪入里，正邪相争，故出现发热、面色潮红；肺与大肠相表里，风热闭肺，热结肠腑，故大便干结；热灼津液，故口唇殷红、干燥及小便黄少。舌红，苔黄，脉浮数，均为风热闭肺之象。

【治　法】 辛凉开肺，清热化痰，化瘀通络。

【方　药】 银翘散合麻杏石甘汤加减。炙麻黄 9g，苦杏仁 8g，生甘草 8g，生石膏 12g，金银花 8g，连翘 8g，桔梗 6g，黄芩 6g，桑白皮 6g，虎杖 8g，桃仁 6g，酒地龙 6g，炒僵蚕 6g。4 剂，每日 1 剂，水煎，不分次数温服。

嘱其多饮水，饮食清淡，避免腥发、油炸及甜腻食物。

交代家长观察患儿体温、精神、咳嗽、呼吸等情况，如出现持续高热或喘息气促明显或精神萎靡、烦躁，须及时复诊。

二诊：患儿午后及夜间仍有低热，体温在 37.3～37.8℃，喘息及呼吸急促缓解，夜间咳嗽缓解，白天咳嗽次数明显减少，痰少不易咳出，盗汗，口渴，食欲欠佳，大便仍干，小便黄少。精神可，乏力，不喜动，无三凹征，口唇干裂，咽红，双肺可闻及少量痰鸣音，舌红苔少，脉细数。此为邪热耗伤津液，余邪未尽所致，处方调整为：南沙参 6g，麦冬 8g，黄芩 6g，蜜紫菀 6g，青蒿 6g，桑叶 8g，枇杷叶 8g，生甘草 6g，玉竹 6g，浮小麦 8g，地骨皮 6g，牡丹皮 8g，枳壳 6g，瓜蒌子 8g。5 剂,煎服方法同前。嘱其多饮水,饮食清淡且营养丰富。

三诊:患儿热退,咳嗽不多,无明显咳痰,无喘息气急,出汗减少,食欲恢复正常,二便调,睡眠安稳。精神好,活动恢复正常,双肺呼吸音粗,未闻及干湿啰音。舌淡红,苔薄白,脉平。患儿基本痊愈,予停药。

三、读书临证,医理切磋

盛师:肺炎喘嗽,即西医学的小儿肺炎,临床上以发热、咳嗽、痰壅、气促、鼻煽为主要特征,是小儿时期常见的肺系疾病,也是我国住院小儿死亡的第一位原因,严重威胁小儿健康,故被国家卫生健康委员会列为小儿四病防治之一。肺炎喘嗽的病名首见于汪昂所论著的《汤头歌诀》"泻白桑皮地骨皮,甘草粳米四般宜,参苓知芩皆可人,肺炎喘嗽此方施",自此肺炎喘嗽成为中医肺炎的病名。那么,在汪昂之前是如何命名本病的?

白月双:人们最早在《黄帝内经》中描述了类似肺炎喘嗽的症状及发病,如《内经·素问》描述的"上气""肺痹""肺风"等病与肺炎喘嗽相似。隋代巢元方所著《诸病源候论》称之为"咳逆候""嗽候",其中在"上气鸣息候"章节中提出"伤寒喘息","肺主于气,邪乘于肺则肺胀,胀则肺管不利,不利则气道涩,故气上喘逆,鸣息不通"。唐代孙思邈所著《备急千金要方》称之为"肺实热",如"阳伤则热,热则实,实则气喘息上胸臆,甚则唾血"。宋代《幼幼新书》称之为"咳逆""喘咳上气""伤寒发喘"。元代医家朱丹溪在《幼科全书·观形察色》中有"胸高气促肺家炎"的记述,并描述了肺热壅盛的病症。明代《万氏家藏育婴秘诀》称为"马脾风":"有小儿胸膈积热大喘者,此肺胀也,名马脾风,用牛黄夺命散主之。"《幼科发挥》称为"喘嗽",《幼科铁镜》称为"火侵肺嗽",《幼科金针》称为"肺风痰喘""伤风喘嗽"等,均为对肺炎喘嗽主要症状的描述。《幼科要略》称为"春温风温":"春月暴暖忽冷,先受温邪,继为冷束,咳嗽痰喘最多。……夫轻为咳,重为喘,喘急则鼻掀胸挺。"

盛师:不错,回答得很全面。虽然在历代典籍中命名各不相同,但均以肺气郁闭为主要病机,以"热、咳、痰、喘"为主要表现。

王其莉:老师,肺炎喘嗽临床发病较急,病情相对较重,虽然门诊中遇到较多这类患儿,但是往往不敢让患儿只口服中药治疗,大部分还是建议输液治疗或者住院治疗。

白月双:是的,我也是这个感受,因为这个患儿家长比较抗拒抗生素,又经常找我看病,比较熟悉,评估病情后诊断为单纯病毒性肺炎,属于轻症,所以我们才决定只用中药治疗,没想到治疗后竟出乎意料的顺利。

盛师:我想这不仅仅是你俩的感受,相信大家在临床中都有这个感受。肺炎喘嗽为儿科常见病,一旦发病,病情多变,治疗时当重视疾病发生、发展过程中邪正消长盛衰之变化,随证治之。痰热是本病的病理产物,常见痰热胶结,阻塞肺络,肺闭可加重痰阻,痰阻又进一步加重肺闭,以致宣肃不行,病情加重。肺气郁闭,气滞血瘀,心血运行不畅,可致心失所养,心气不足,心阳虚衰的危重变证。此外,亦可因邪热炽盛化火,内陷厥阴,出现高热动风等危重证候。小儿具有发病容易、传变迅速的病理特点,正如《景岳全书·传忠录·论治篇》所言"治病之则,当知邪正,当权轻重"。如果肺炎喘嗽诊断成立,那么评估病情的严重程度对决定在门诊或入院甚或重症监护室治疗至关重要。

叶龙:老师,师姐这个病例为淋雨受凉后致病,为什么不是风寒闭肺证,而是风热闭肺证?

白月双:这个患儿早期其实是有咳嗽、喷嚏、鼻塞、流清涕等风寒表现的,家长予生姜红糖水口服后,风寒之邪不能从外解,反而迅速化热,才转化为风热闭肺证。小儿为纯阳之体,生发传变迅速,兼之皮毛腠理疏松,外邪易入里化热,故临床可见小儿肺炎喘嗽迅速入里化热,热多寒少,从而表现出风热闭肺或痰热闭肺。而相关研究也证明,小儿肺炎喘嗽以此两种证型更为多见。

盛师:没错,小儿脏腑娇嫩,稚阳未充,稚阴未长,对病邪侵袭耐受能力较低。肺炎喘嗽患者早期可因感受风邪而出现恶寒发热、无汗、痰白而稀等风寒闭肺表现,但小儿为纯阳之体,阳常有余,易从热化,六气过盛,受盛于人,气血皆化为热也,故热多寒少,单纯风寒者较少。即使患儿以风寒起病,也可迅速入里化热,或者发病即表现为风热或痰热,加之现今小儿多已无饥寒之苦,故更易以热象起病。

胡岐芳:临床上发现大部分肺炎喘嗽急性期的患儿伴有大便干结的情况,是否与"肺与大肠相表里"有关?

连俊兰:肺主治节,主宣发肃降,肺与大肠相表里,肠道之变化传导与肺之宣发肃降功能密切相关。肺炎喘嗽患儿肺气郁闭,失于宣发肃降,若影响脾胃升降,浊气停聚,大肠之气不行,则可出现腹胀、便秘等腑实证候。正如《伤寒论》第248条云:"太阳病三日,发汗不解,蒸蒸发热者,属胃也,调胃承气汤主之。"此时邪已入里化热转为阳明,燥热初结于肠腑,里热炽盛而见蒸蒸发热。《伤寒论》第220条曰:"二阳并病,太阳证罢,但发潮热,手足漐漐汗出,大便难而谵语者,下之则愈,宜大承气汤主之。"

盛师:在肺炎喘嗽的急性期,肺热壅盛,大肠燥结,大便干结甚至排便困难极其常见,此时单纯清肺热,或单纯泻大便,效果均不理想,需要在宣肺开闭的同时辅以通腑泻热,则可迅速奏效。小白,你首诊选方以银翘散合麻杏石甘汤加减,应该也是这个思路吧?

白月双:是的,以"肺与大肠相表里,六腑以通为用"为理论依据,采用"上开肺气,下通腑气"的治疗方法。方中麻杏石甘汤配合银花、连翘、桔梗辛凉开肺,黄芩、桑白皮清肺化痰,僵蚕、地龙清热化痰,解痉平喘。诸药合用,辛以开肺,苦以泄邪,寒以折热,以达上开肺气之效。"下通腑气"我选用虎杖和桃仁。通过查阅文献,发现这两味药特别有意思,十分适合肺炎喘嗽急性期兼见大便干结、小便黄少者,临床使用这两味药配合麻杏石甘汤加减治疗小儿肺炎喘嗽急性期风热闭肺或痰热闭肺证,往往能收到较好的疗效。

王艳:小白,我似乎发现你说的这两味药"特别有意思"的含义了。肺炎喘嗽以痰、热(毒)为主要病理因素,随着病情发展易致瘀,形成痰、热(毒)、瘀闭阻于肺的病机。这两味药不仅能下通腑气,还能清热解毒,散瘀通络,是这样理解吧?

白月双:正是这样。虎杖,又名大虫杖、苦杖、血藤、九龙根,味微苦,性微寒,归肝、胆、肺经,具有清热利湿、凉血解毒、散瘀止痛、止咳化痰之功效。《药性论》曰:"治大热烦躁,止渴,利小便,压一切热毒"。虎杖既能清热化痰止咳,又能活血散瘀通络;既能清热利湿通利小便,又能清热泻下以通便,用于肺炎喘嗽急性期兼见大便干结、小便黄少最合适。体外实验研究表明:虎杖水煎剂对金黄色葡萄球菌、甲型或乙型链球菌、大肠杆菌以及单纯疱疹病毒、流感病毒等均有抑制作用,是一味比较理想的消炎、抗病毒良药。另有实验研究报道,虎杖中的白藜芦醇苷对心脏有明显的正性肌力作用,不加快心率,可使离体豚鼠心脏收缩振幅增加,心肌收缩力增强,血液循环改善,冠脉流量增加。

桃仁味苦、甘,性平,归心、肝、肺、大肠经,具有活血祛瘀、润肠通便、止咳平喘之功效,适用于体内有热、咳嗽气喘兼见肠燥便秘者。《用药心法》云:"桃仁,苦以泄滞血,甘以生新血,故凝血须用。又去血中之热。"《药品化义》

曰:"桃仁,味苦能泻血热,体润能滋肠燥。"有实验研究报道,桃仁同样具有较好的抗炎及活血祛瘀作用。有研究表明,肺炎急性期适当加入活血化瘀类药物,可促进炎症吸收,防止出现心血瘀阻及心阳虚衰的变证。

盛师:很好,大家讨论后,我们更加深刻地认识到了肺主气、朝百脉的作用,临床治疗小儿肺炎喘嗽既要重视清热解毒、开肺化痰,也要重视通腑泻热、凉血散瘀等方法。瘀血贯穿肺炎喘嗽的整个病理演变过程,无论是急性期,还是恢复期,应酌情使用活血化瘀类药物。治疗时加入适量活血化瘀通络类药物,避免病情加重导致微循环障碍,以促进血液运行,使血行气行,肺闭得开,有利于疾病恢复。早期配合活血化瘀通络之法,亦体现了"既病防变"的"治未病"思想。

朱秋萍:我曾读陈复正《幼幼集成》"凡有声无痰谓之咳,肺气伤也;有痰无声谓之嗽,脾湿动也;有声有痰谓之咳嗽,初伤于肺,继动脾湿也。……但因痰而嗽者,痰为重,主治在脾;因咳而动痰者,咳为重,主治在肺"。肺炎喘嗽的患儿均有痰多的表现,除了治肺外,是否需要兼顾治脾?

盛师:小儿肺炎喘嗽病位不仅在肺,还常累及脾肾,重者可内陷心肝。一方面,肺炎喘嗽患儿肺热炽盛导致胃热熏蒸,胃肠功能紊乱,肺失清肃则胃气不降,使胃中积食,因而肺炎喘嗽患儿往往同时合并食欲减退等消化道症状。另一方面,脾胃气机升降失常加重,则水谷精微无以输布,进而痰瘀内生,因虚致痰、致瘀而加重肺气郁闭,导致咳、痰、喘等症状加重,甚则出现心失所养、心气不足而致心阳虚衰的变证。所以,顾护脾胃应贯穿肺炎治疗始终,对于已出现相关症状者,应加强调护,运脾和胃,根据虚实情况进行肺脾同治,从整体上恢复患儿体质,有利于提高临床疗效。

傅大治:西医治疗肺炎采用序贯疗法,中医治疗肺炎喘嗽也有序贯疗法吗?

白月双:的确有学者明确提出肺炎喘嗽的中医序贯治疗。肺炎喘嗽病邪以外感风邪为主,初期侵犯肺卫,致肺被邪束,闭郁不宣;极期邪气入里化热,痰热内蕴,甚至出现毒热闭肺,若未及时治疗或失治误治,则使毒热内陷或心阳不支,迅速转为邪陷厥阴、心阳虚衰之危重变证;后期正虚邪恋为病机关键,出现肺阴亏虚或肺脾气虚等一系列虚证症状。肺炎喘嗽的中医序贯治疗指初期和极期在准确辨证的基础上选方用药以控制病情,后期针对各种虚象斟酌选方以治愈疾病,恢复损伤的正气。中医序贯疗法分初期、极期、后期三个阶段,其中初期和极期为急性发作期,后期为缓解期。

盛师:小儿肺炎喘嗽在四季均可发病,尤以冬春季节及天气骤变时为疾病的高发期,其发病普遍较为急迫,小部分患儿症状危急凶险,病程中症状变化快速,病势难以掌握。中医药在肺炎喘嗽的临床治疗中占有重要地位,尤其在改善各证型中不同症状方面具有较为显著的优点,且药物安全性较高,鲜有严重不良事件发生。更为重要的是,中医药在肺炎喘嗽的预防方面显现出较为突出的优势,如恢复期扶正固表,提高患儿抵抗力,降低疾病的发生率等,希望大家在今后的临床工作中能充分发挥这一特色。

(白月双诊治、整理)

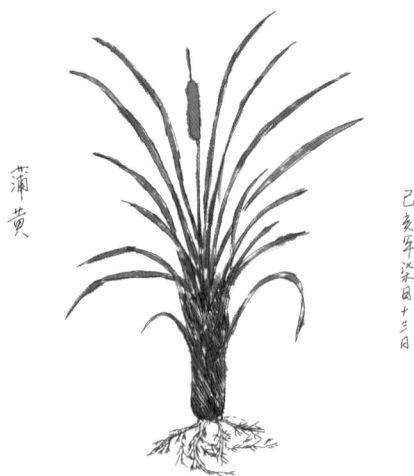

蒲黄

己亥年深秋图十三日

三拗三子汤治疗小儿哮喘急性发作期

一、医案实录

患儿,吴某某,男,6岁。2018年11月18日初诊。

【主　诉】 咳喘、气急1天。

【病史摘要】 患儿昨晚受凉后哮喘发作,吸入沙美特罗替卡松粉吸入剂后缓解,夜间鼻塞,夜寐不安,现症见阵咳,稍恶寒,咳嗽不爽,痰黄稠,大便偏干,胃纳欠振。今日为进一步治疗,遂来我院中医儿科门诊就诊。

既往史:既往有哮喘病史2年余。

过敏史:无药物、食物过敏史。

【体格检查】 身高115cm,体重20kg,营养发育可,神志清,精神软,急性病容,口唇无发绀,口腔黏膜光滑,无疱疹,咽充血,扁桃体无肿大,颈软,三凹征阴性,双肺呼吸运动对称,语颤对称,叩诊呈清音,双肺呼吸音增粗,可闻及喘鸣音,心律齐,心音中等,无杂音。腹平软,全腹无压痛,肝脾肋下未及,脊柱、四肢无畸形,神经系统阴性。咽红,舌淡红,苔黄腻,脉细滑。

【辅助检查】 血常规＋超敏C反应蛋白:白细胞计数6.4×10^9/L,中性粒细胞百分比58.4%,淋巴细胞百分比30.4%,血红蛋白125g/L,超敏C反应蛋白水平正常。

二、四诊合参,选方用药

【四诊摘要】 咳喘伴气急1天,急性起病。咳嗽,痰黄稠,大便干,胃纳欠振。咽红,舌淡红,苔黄腻,脉细滑。

【中医诊断】 哮喘(寒包热哮)。

【辨证分析】 由于肺气不足,卫外不固,易为外邪所侵;脾气虚弱,运化失司,积湿成痰,上壅于肺,痰伏于内,胶结不去,遂成哮喘之宿根。今患儿调护失宣,复感风寒,影响肺的治节、通调、输布、宣肃功能,使气之升降发生逆乱,并触动肺中伏痰,则痰升气阻而发为哮喘。舌淡红,苔黄腻,脉细滑,为外寒内热之象。

【治　法】　散寒宣肺解表,清热化痰平喘。

【方　药】　炙麻黄 6g,苦杏仁 9g,炙甘草 6g,炒紫苏子 9g,炒葶苈子 9g,莱菔子 9g,炒枳壳 6g,浙贝母 9g,桔梗 6g,竹沥半夏 9g,黄芩 6g。3 剂,煎服,分 2 次口服。

二诊:患儿喘平,无明显夜间咳嗽,白天少许咳嗽,纳便正常。咽红,乳蛾略红肿,舌质红,苔薄腻,脉滑。

【治　法】　清肺养阴固表。

【方　药】　炒葶苈子 9g,大枣 15g,浙贝母 9g,桔梗 6g,炙甘草 6g,姜半夏 9g,陈皮 6g,三叶青 6g,北沙参 10g,黄芪 10g,炒白术 10g,防风 6g。7 剂,煎服,分 2 次口服。

三诊:患儿白天偶咳,清涕,汗出。舌淡红,苔薄,脉细滑。

【治　法】　和营固表化痰。

【方　药】　黄芪 9g,防风 6g,炒白术 9g,桂枝 6g,炒白芍 9g,大枣 12g,五味子 6g,桔梗 6g,甘草 6g,浙贝母 10g,蝉蜕 6g,炒葶苈子 6g。7 剂,煎服,分 2 次口服。

服药后患儿诸症恢复正常,嘱咐避免受凉,忌食辛辣、肥甘厚腻等食物。随访 3 个月,患儿哮喘未见复发。

三、读书临证,医理切磋

盛师:儿童支气管哮喘为儿科常见病、多发病之一,以冬、春季节多发,其病因、病机复杂,与免疫、神经、精神、内分泌、遗传等因素密切相关,临床以反复发作的喘息、呼吸困难、胸闷或咳嗽为主要表现。中医药治疗哮喘发作期有其独特的优势,在雾化治疗的基础上联合中医药治疗,加强气道局部抗炎作用,可显著抑制气道炎性细胞及介质的释放,从而减弱气道的高敏反应;同时,可收缩气道血管,减少黏膜水肿及黏液分泌,达到平喘、改善通气的效果,以缓解哮喘的症状。目前我国儿童支气管哮喘发病状况如何?

傅大治:我曾翻阅相关资料,近年儿童支气管哮喘的发病率呈上升的趋势。随着我国人民生活水平的提高和卫生条件的好转,2019年支气管哮喘患儿大约有1000万,接近西方发达国家发病水平(20%~30%)。

盛师:是的,目前我国儿童支气管哮喘发病率呈明显上升趋势,近几年儿科门诊的哮喘患儿逐渐增多,确实需要广大的中医儿科医师参与到诊治中来。那么,儿童哮喘急性期中医的病因病机如何?该如何诊治呢?下面请一位学生来回答。

王海云:儿童支气管哮喘归属中医"哮病"或"哮症"。中医学认为,小儿脏腑娇嫩,形气未充,对疾病的抵抗力较差。遇气候突变、饮食不当、情志失调、劳累体倦等,影响肺的治节、通调、输布、宣肃功能,使气之升降发生逆乱,并触动肺中伏痰,则痰升气阻而发为哮喘。正如《证治汇补·哮病》所述:"外有非时之气,内有胶固之痰,痰气相搏,闭阻气道。"支气管哮喘在《中医儿科学》教科书上只分为急性发作期和临床缓解期。急性发作期一般可分为:①寒性哮喘。证见呼吸急促,喉中哮鸣有声,胸膈满闷如塞,咳不甚,痰少、咳吐不利,面色晦滞带青,口不渴,或渴喜热饮,天冷或受寒即发,形寒畏冷,舌苔白滑,脉浮紧或弦紧。治宜温肺散寒,化痰平喘。②热性哮喘。证见痰鸣气粗,胸高胁胀,咳呛阵作,咳痰色白或黄,黏稠厚浊,咳吐不利,烦闷不安,面赤汗出,口苦,口渴喜饮,不畏寒,舌质红,苔黄腻,脉滑数或弦滑。治宜清热肃肺,化痰定喘。③外寒内热哮喘。证见恶寒发热,鼻塞喷嚏,流清涕,咳痰,痰黏稠、色黄,口渴引饮,大便干结,舌红,苔薄白,脉滑数。治宜解表清里,定喘止咳。④肺实肾虚哮喘。证见病程较长,哮喘持续不已,动则喘甚,面色欠华,小便清长,常伴咳嗽,喉中痰吼,舌淡,苔薄腻,脉细弱。治宜泻肺补肾,标本兼顾。

盛师:回答得不错,王海云你的中医基础比较扎实,值得大家学习。但临床上儿童支气管哮喘比较复杂,我看应该分为急性发作期、慢性持续期和完全恢复期三期比较稳妥。我所讲的慢性持续期是根据西医哮喘分期而新增加的一个分期,证见患儿哮喘未恢复,仍有咳嗽、咳痰等症状,属于虚实夹杂。完全恢复期则与书本上的缓解期相符,偶有咳嗽,或有出汗、胃纳欠振、寐不安等肺脾肾三脏虚证。

连俊兰:大治所诊治的患儿是哮喘急性发作期中的外寒内热证,又称之为寒包热哮。治疗当宣肺化痰,解痉平喘。我看选用的是盛师经验方"三拗三子汤"加减。大治你讲讲为什么选用此方。

傅大治:三拗三子汤是盛老师治疗儿童哮喘的基本方,本方以三拗汤为主方,三拗汤系由《伤寒论》麻黄汤去桂枝而成,首见于《太平惠民和剂局方》。此方长于开宣肺气,降逆平喘,主治鼻塞声重、咳嗽痰多、头痛目眩等外感风寒咳嗽证。方中麻黄以宣肺定喘为主,苦杏仁以降气止咳为要,一宣一降,肺气通畅,平喘止咳彰显,合甘草祛湿解毒,调和麻杏宣降;在此基础上,辅以紫苏子降气行痰,莱菔子消食化痰,葶苈子泻肺达痰,三者皆为治痰之要药,又能于治痰中各显其能;再配以桔梗、枳壳一宣一降,通畅气机;加用浙贝母、竹沥半夏、黄芩清热化痰;诸药合用,全方共奏宣肺降逆、涤痰平喘之功。但是,我有一个疑问,方中葶苈子味辛、苦,性寒,长于降泄,是降气平喘的有效药物,但古人认为此乃泻肺气之峻猛之品,小儿不宜使用。盛老师给我们讲讲葶苈子吧。

盛师:对于小儿,确实不能轻易使用葶苈子,或少量配大枣用之。但根据本人临床使用经验,可审慎大胆用之,剂量6~9g,且可不配大枣,未发生任何不良反应。麻黄配伍葶苈子一温一寒,一宣一降,互制互协,宣肺平喘之效益彰。

傅大治:是的,我根据盛老师的经验在儿童支气管哮喘急性期治疗中应用葶苈子,目前未发现明显不良反应。

王海云:我曾诊治1例哮喘患儿,急性发作期后咳嗽未净,昼夜均咳,昨又鼻塞,水样便,每日2~3次,伴腹痛、肛门痛。咽稍红,舌质淡,苔薄腻,脉细滑。考虑外寒内饮,选用小青龙汤加味。小青龙汤出自《伤寒论》"伤寒,表不解,心下有水气,干呕、发热而咳,或渴,或利,或噎,或小便不利、少腹满,或喘者,小青龙汤主之。伤寒,心下有水气,咳而微喘,发热不渴。服汤已,渴者,此寒去欲解也,小青龙汤主之"。根据盛老师的经验,将其用于治疗儿童外寒内饮、虚实夹杂的支气管哮喘,功效显著。

盛师:是的,小青龙汤主治外感风寒、寒饮内停之证。《难经·四十九难》说:"形寒饮冷则伤肺。"水寒相搏,内外相引,饮动不居,水寒射肺,肺失宣降,故咳喘痰多而稀;水停心下,阻滞气机,故胸痞;饮动则胃气上逆,故干呕;水饮溢于肌肤,故浮肿身重;舌苔白滑,脉浮为外寒里饮之佐证。对此外寒内饮之证,若不疏表而徒治其饮,则表邪难解;若不化饮而专散表邪,则水饮不除。故治宜解表与化饮配合,一举而表里双解。方中麻黄、桂枝相须为君,发汗散寒以解表邪,且麻黄又能宣发肺气而平喘咳,桂枝化气行水以利里饮之化。

干姜、细辛为臣,温肺化饮,兼助麻黄、桂枝解表祛邪。然而素有痰饮,脾肺本虚,若纯用辛温发散,恐耗伤肺气,故佐以五味子敛肺止咳,芍药和养营血,二药与辛散之品相配,一散一收,既可增强止咳平喘之功,又可制约诸药辛散温燥太过之弊;半夏燥湿化痰,和胃降逆,亦为佐药。炙甘草兼为佐使之药,既可益气和中,又能调和辛散酸收之品。药虽八味,配伍严谨,散中有收,开中有合,使风寒解,水饮去,宣降复,则诸症自平。

傅大治:本例患儿在哮喘急性期,经治疗后处于完全恢复期,表现出汗多、清涕等肺虚症状,予以玉屏风散加减治疗,效果不错。玉屏风散为中医名方,由元代医家危亦林创制,可敛汗固表,也是体质虚弱者预防感冒等感染性疾病的良方。既往研究表明,玉屏风散具有调节人体免疫力的功效。本方固表而不致留邪,祛邪而不伤正,有补中寓疏、散中寓补之意。儿童在完全恢复期大多是虚证,并且以肺脾气虚为主。《内经》云:"正气存内,邪不可干,邪之所凑,其气必虚。"缓解后予以玉屏风散,加用清肃化痰药物善后,防止复发。

盛师:今天大家讨论得非常好,复习了儿童支气管哮喘的中医诊治内容,并且加入了自己对此疾病的理解,特别对三拗三子汤、小青龙汤、玉屏风散的应用有了进一步的理解,希望大家能更好地应用于临床。

(傅大治诊治、整理)

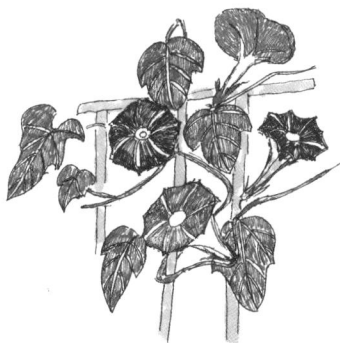

牵牛

己亥年六月卅

麻杏石甘汤合二陈汤治疗婴幼儿哮喘

一、医案实录

患儿,王某某,男,2 岁 4 个月。2017 年 12 月 5 日初诊。

【主　诉】 发热伴咳喘 3 天。

【病史摘要】 患儿 3 天前洗澡受凉后出现发热,体温最高 39.6℃,伴恶寒,无寒战,予口服布洛芬混悬液,体温降至 38.0℃ 左右,4~6 小时后体温再次升高到 39.0℃ 以上,伴咳嗽,呈阵发性,有痰不易咳出,昼夜均咳,咳剧时伴呕吐,为胃内容物及黄黏痰,同时伴喘息,呼吸急促,喉间"呼呼"声,咳嗽剧烈及运动后喘息明显。曾至某儿童医院就诊,诊断为"喘息性支气管炎、婴幼儿哮喘发作伴感染?",予头孢地嗪钠、甲强龙、盐酸氨溴索静滴,同时予布地奈德混悬液、硫酸特布他林混悬液及异丙托溴铵雾化吸入治疗 2 天,患儿体温较前下降,在 37.5℃ 左右,无恶寒寒战,咳嗽、喘息改善不明显,经朋友介绍遂至我院就诊。患儿起病来喷嚏多,伴鼻塞、流清涕,食欲欠佳,睡眠欠安,大便干结,2 日未解,小便黄、少。

既往史:既往体质一般,有过敏性鼻炎及湿疹病史。近半年来类似疾病已发作 3 次,2017 年 6 月 23 日第 1 次出现类似病史,当时在该儿童医院住院治疗 11 天,病情缓解后出院;此后每 1~2 个月发作 1 次,每次均在该儿童医院住院治疗,每次均予输液及雾化治疗。否认异物吸入史,否认结核密切接触史。

出生及喂养史:第二胎第二产,足月剖宫产,出生时体重 3.3kg,人工喂养,正常添加辅食,正常预防接种。

家族史:患儿有一姐姐,体健,父亲体健,母亲有过敏性鼻炎及过敏性咽炎病史。无哮喘家族史。

【体格检查】 体温 37.7℃,心率 122 次/分,呼吸 36 次/分,体重 15.6kg,身高 86cm,体型偏胖,意识清,精神欠佳,略烦躁,中度三凹征,面色潮红,口周发青,咽红,双肺呼吸音粗糙,可闻及较多痰鸣音及喘鸣音,心腹检查无异常,舌红,苔白腻,脉浮滑而数,指纹浮紫。

【辅助检查】 (2017 年 12 月 3 日,某儿童医院)胸部 CT:双肺纹理增多增粗。血常规＋超敏 C 反应蛋白:白细胞计数 3.65×10^9/L,中性粒细胞百分比 38.2%,淋巴细胞百分比 59.6%,超敏 C 反应蛋白 17mg/ml。肺炎支原体抗体检测阴性。

二、四诊合参,选方用药

【四诊摘要】 患儿发热伴咳喘 3 天,高热反复,伴恶寒,咳嗽剧烈,咳黄黏痰,伴喘息明显,呼吸急促,喉间"呼呼"声,喷嚏多,鼻塞,流清涕,精神欠佳,略烦躁,中度三凹征,面色潮红,口周发青,咽红,双肺可闻及较多痰鸣音及喘鸣音,大便干结,小便黄少,舌红,苔白腻,脉浮滑而数,指纹浮紫。

【中医诊断】 哮喘(风寒犯肺,痰热内蕴)。

【辨证分析】 小儿肺常不足,又在冬日洗澡受凉,致风寒之邪外感。风寒犯肺,卫表失和,正邪交争,故发热畏寒,寒邪客肺,卫阳被遏,故喷嚏、鼻塞、流清涕;风寒犯肺,肺失宣肃,肺气上逆则咳嗽剧烈;外邪入里化热,炼液成痰,故咳黄黏痰;痰热内盛,阻塞气道以致喘息气促,喉间"呼呼"声,热扰胸中则精神欠佳,略烦躁;外寒未解,里热已盛,故大便干结,小便黄少;舌红,苔白腻,脉浮滑而数,指纹浮紫,均为风寒犯肺、痰热内蕴之象。

【治　　法】 解表清热,化痰定喘。

【方　　药】 炙麻黄 6g,苦杏仁 6g,生甘草 6g,炒莱菔子 6g,生石膏 8g,柴胡 6g,紫苏子 6g,炒葶苈子 6g,桔梗 6g,姜半夏 6g,黄芩 6g,桑白皮 6g,茯苓 6g,陈皮 6g,酒地龙 6g,炒僵蚕 6g。3 剂,水煎,每日 1 剂,不分次数,温服。

二诊:患儿热退,咳嗽仍作,较前减轻,夜间咳嗽好转,睡觉较前安稳,喘息较前缓解,喉间仍有"呼呼"声,但无呼吸急促,喷嚏、鼻塞及流清涕也有减轻,呕吐及烦躁缓解,汗多,食欲较前增加,大便每日一行,不成形。精神好,无烦躁,无面色及口周发青,无三凹征,双肺可闻及痰鸣音及少量喘鸣音,舌红,苔白腻,脉滑,指纹淡。药后表邪得解,里热得清,但仍有痰湿阻肺,气道不畅,前方去生石膏、柴胡,炙麻黄改为 4g,加制胆南星 6g,款冬花 5g,生薏苡仁 8g,5 剂,煎服方法同前。

三诊:患儿晨起偶有咳嗽,无明显咳痰,喘息已缓解,无喉间"呼呼"声,时有鼻塞流涕,仍有汗多,不分昼夜,食欲有好转,睡眠尚安稳。双肺呼吸音粗,未闻及干湿啰音,面白少华,舌淡红,苔薄白,脉细滑,指纹淡。家长诉患儿平素喜食甜食,常喉中有痰,多汗,晨起口腔时有异味,睡时常有流涎,翻身多,大便经常不成形,夹有不消化食物。

【辨　证】　肺脾气虚,痰饮留伏。

【治　法】　补肺固表、健脾化痰之法。

【方　药】　姜半夏 6g,茯苓 6g,陈皮 6g,生甘草 6g,炒白术 6g,防风 6g,生黄芪 8g,炒麦芽 6g,焦山楂 6g,焦六神曲 6g。7 剂,水煎,分次温服。并嘱加强运动,多晒太阳,荤素搭配,尽量少食生冷及甜腻食物,多饮水。

四诊:患儿无咳嗽咳痰,无喘息,偶有鼻塞,无喷嚏流涕,出汗减少,食欲增加,晨起口腔无异味,睡时偶有流涎,翻身减少,大便成形。面色较前红润,心肺听诊无异常,舌淡红,苔薄,脉细滑,指纹淡。继续予前方巩固治疗 10 天。随访半年,无复发。

三、读书临证,医理切磋

盛师:小白,你这个病例是婴幼儿哮喘。"婴幼儿哮喘"是西医学中的一个病名,那么请你先谈一下西医有关婴幼儿哮喘的诊断标准。

白月双:婴幼儿哮喘的诊断标准是年龄<3 岁的婴幼儿:①婴幼儿患毛细支气管炎或喘息样支气管炎后,反复喘息发作 3 次及以上者;②发作时双肺可闻及以呼气相为主的哮鸣音,呼气相延长;③具有特应性体质,如婴幼儿湿疹、变应性鼻炎等;④一级亲属中有哮喘病等过敏史;⑤排除其他婴幼儿时期的喘息性疾病。凡具有以上第①②⑤条即可诊断。若喘息发作少于 3 次,又具有第②⑤条时,则先诊断为可疑婴幼儿哮喘。若同时具备第③或第④条,则可进行哮喘治疗性诊断,阳性者可诊断。结合该患儿年龄、病史、症状及体征,可以确诊为婴幼儿哮喘。

盛师:婴幼儿哮喘是儿科临床上的常见病和多发病,易反复发作,属于祖国医学"哮证""喘病""哮喘"范畴。远在春秋战国时期,祖国医学已认识到本病,《周礼·天官·疾医》载有"冬时有嗽上气疾",其"上气"之说,包含了喘息的内容。《黄帝内经》有"喘鸣""肩息"的描述,较准确地描述了本病的主要临床特征。《素问·通评虚实论》云:"帝曰:乳子中风热,喘鸣肩息者,脉如何?岐伯曰:喘鸣肩息者,脉实大也,缓则生,急则死。"喘鸣,指气喘,呼吸困难伴有哮鸣声,是喘息发作时的主要表现;肩息,即指随呼吸气喘活动而抬肩,是喘息较重的表现。此后,经过历代医家的总结,祖国医学对哮喘的诊治积累了丰富的临床经验。

白月双:盛老师,我在查阅哮喘相关文献时,经常看到"无痰不成喘""治喘不治痰,非其治也"等强调痰与喘关系的论述,临床治喘就是治痰吗?

盛师:这个问题很好,大家对这个问题都有什么看法?

连俊兰:《素问·至真要大论》曰:"饮发于中,咳喘有声",说明体内的病理产物痰饮,上犯于肺可引发本病。《金匮要略·痰饮咳嗽病脉证并治》记载"膈上病痰,满喘咳吐……必有伏饮",说明伏饮、痰浊与哮喘发病有直接关联。宋代《圣济总录》称"痰喘""气促""短气喘息",从病理上将其归属于痰饮病中的"伏饮",是后世"宿痰伏肺"病机学说的最早理论依据。元代朱丹溪首创"哮喘"病名,描述"哮以声言,气为痰阻,呼吸有声,喉若曳锯,甚至痰咳不能卧息",指出"哮喘必用薄滋味,专主于痰",强调哮喘从痰论治。上述观点与现代医学观点有较多相似之处,由于气道平滑肌痉挛和"痰阻",使气道梗阻,通气不畅,于是出现"呼吸有声"而致喘息,"痰"即是引起"喘"的病机所在,又是"喘"的病理产物,从这个角度来看,治喘就是治痰。

王艳:中医治病强调辨证论治,对哮喘的治疗,同样也需要先辨明"证"之所在,也就是必须先明确哮喘发病的病机。《黄帝内经·素问》经脉别论篇曰:"饮入于胃,游溢精气,上输于脾。脾气散精,上归于肺,通调水道,下输膀胱。水精四布,五经并行,合于四时五藏阴阳,揆度以为常也。"人体在正常生理状态下,水液需依靠脾气的运化、肺气的宣降、肾阳的温煦蒸腾,才能气化为津液以滋养全身。如果各种因素导致肺、脾、肾三脏气化功能失常,水液代谢障碍,那么均可聚湿而成痰饮。所谓痰之本水也,源于肾;痰之动湿也,主于脾;痰之末饮也,贮于肺。由此可见,素体肺、脾、肾三脏不足,是痰饮产生的源头,是哮喘发病的重要内在因素,也是其"证"之所在,故临床治喘应该并不是单纯治痰,而是注重肺、脾、肾三脏功能的调整。

盛师:你们分析得都没错,只是角度不同。哮喘的病理因素以痰为主,而痰的产生责之于肺不能布散津液,脾不能运输津液,肾不能蒸化水液,素体肺、脾、肾三脏不足,痰饮留伏是发病的内在因素;外邪侵袭、饮食失宜、劳倦过度、情志过极、接触异物或吸入异味为发病的外在因素。《证治汇补·哮病》精辟地把本病病因病机总结为"哮即痰喘之久而常发者,因内有壅塞之气,外有非时之感,膈有胶固之痰,三者相合,闭阻气道,搏击有声,发为哮病"。哮喘发作时的病理环节为痰阻气闭,以邪实为主,未发作时病理环节为痰饮留伏,以肺、脾、肾三脏正虚为主。治疗当以"急则治标,缓则治本"为原则,在哮喘发作时攻邪治标,以治痰为先,必要时兼顾扶正;缓解时扶正治本,以调补肺、脾、肾三脏为主,兼顾化痰。由此可以看出,化痰疗法贯穿本病治疗的始终,从这个角度来讲,治喘就是治痰有一定道理。

白月双:盛老师,我们在临床中经常看到哮喘发作的小朋友喉间"呼呼"发声,痰特别多,但小朋友大多不会吐痰,家长又非常着急,临床怎样才能提高"治痰"的疗效,从而更好地治喘?

盛师:中医治喘,强调治痰,首先应从治理痰之源头着手,不仅要消除已生之痰,更要着眼于杜绝生痰之本。张景岳云:"善治痰者,惟能使之不生,方是补天之手。"小儿因其"脾常不足",故治痰尤以健脾为要,需中土有权,饮浊不致泛滥。临床以二陈汤为基础处方,具有燥湿化痰、理气和中之效,为治湿痰之主方。《医方集解》曾说:"治痰通用二陈。"对于因脾胃虚寒而痰液凝滞者,宜用理中化痰丸;对于因脾虚而痰滞气逆者,宜六君子加木香;对于脾虚肝强者,以六君子加柴胡。丹溪云:"治痰者,实脾土,燥脾湿,是治其本也。"痰与肾同样密切相关,景岳曾说:"五脏之病,虽俱能生痰,然无不由乎脾肾。"肾虚不能制水,则水泛为痰,治当补肾气,助气化,行痰湿,肾足而痰自化,常用金匮肾气丸加半夏、沉香等化痰降气药。

其次,"治痰先治气"。痰的产生与气机不调密切相关,痰随气而升降,气壅则痰聚,气顺则痰消。庞安常曾说:"善治痰者,不治痰而治气,气顺则一身之津液亦随气而顺矣。"故祛痰剂中常配伍理气药,如半夏、莱菔子、枳实、陈皮、枳壳等药物。

最后,治痰应"察其病本,知其所变"。根据痰的性质,采用不同的治则,热痰则清之,寒痰则温之,燥痰则润之,湿痰则燥之,风痰宜散之,郁痰宜开之,顽痰则软之。若肺虚有痰,则保肺以滋其津液;若脾虚有痰,则宜运脾以化其痰;若肾虚有痰,则宜补肾引其归藏。

朱秋萍:小白师姐,我看你这个病例中首诊、二诊所用处方也是以化痰药占多数,那你当时的治疗思路也是"从痰治喘"吗?

白月双：是的。该患儿半年内有反复喘息病史，且平素喜食甜食，常喉中有痰，多汗，晨起口腔时有异味，睡时常有流涎，大便经常不成形，夹有不消化食物，考虑患儿素体肺脾气虚，痰饮留伏，又逢冬日洗澡受凉，外感风寒之邪，郁而化热，外邪引动"伏痰"，痰随气升，气因痰阻，痰气互结，壅塞气道而致喘息急性发作。根据"急则治标"原则，此时急当清泻肺热，宣肺化痰，用麻杏石甘汤为基本方加减治疗。方中麻黄宣肺泻热，是"火郁发之"之义，但麻黄性温，故配伍辛甘大寒之生石膏，使宣肺而不助热，清肺而不留邪，共达辛凉宣泄、化痰平喘之目的。麻黄配伍苦杏仁、生甘草即三拗汤，具疏风散寒、化痰平喘之效。有大量实验研究表明，三拗汤能起到缓解支气管痉挛、促进气道分泌物排出等作用。方中半夏、茯苓、陈皮、甘草组成二陈汤，具有燥湿化痰、理气和中之效，配伍泻肺消痰之葶苈子、降气化痰之莱菔子、利水化痰之桑白皮、宣肺祛痰之桔梗、清肺化痰之黄芩，具有较好的理气化痰、止咳平喘之功效。柴胡性微寒，味苦、辛，与炙麻黄配伍具有较好的疏风宣肺、解表退热之功。僵蚕清热解痉，化痰散结；地龙清热化痰，能扩张支气管而有良好的平喘作用，僵蚕与地龙一升一降，两者合用以增强化痰平喘之疗效。诸药合用，标本同治，共达"治痰"以平喘之目的。

盛师：柴胡应用于小儿，剂量一般为3~10g，用于解表退热时剂量可稍重，且宜用生品。用于疏肝解郁时宜醋炙，升阳举陷可生用或醋炙，其用量均宜稍轻。

连俊兰：小白三诊时的处方除了玉屏风散补肺气以外，还用了很多消导药和化痰药，也是从食积生痰的角度考虑的吗？

白月双：是的。小儿"脾常不足"，且该患儿素来喜食甜食，饮食失节，损伤脾胃，脾失健运，水谷不能化为精微，反聚而成痰，贮存于肺，成为喘息反复发作之"宿根"，正如《幼幼集成·哮喘证治》云"有因宿食而得者，必痰涎壅盛，喘息有声"。治疗宜消积化痰并重，健脾消食除积为本，化痰平喘为标，故用六君子汤去人参，加山楂、焦六神曲、麦芽，取其健脾消积、理气化痰之效，积消痰清则喘可平；另外，还需调理脾胃，恢复脾胃功能。肺病治脾，体现了中医辨证论治、治病求本的原则。盛老师在临床中也十分看重顾护小儿脾胃之气，认为脾胃为中州之土、后天之本、生化之源，保健和治疗均应以呵护脾胃为要旨。

王海云：老师，我看您临床治疗小儿哮喘也经常用到麻黄这味药，我们临床上使用麻黄治疗哮喘需要注意什么？

盛师：麻黄味辛性温，能开腠理，解表宣肺，止咳平喘，通调水道。历代医家均认为麻黄为治疗哮喘的有效药物。所以，凡治小儿哮喘，尤其发作时，几乎均以麻黄为组方之君剂，正如《幼幼集成·哮喘证治》云"盖哮喘为顽痰闭塞，非麻黄不足以开其肺窍，放胆用之，百发百中"。麻黄生用发汗力较强，长于疏风散寒；麻黄蜜炙长于平喘，故平喘当选蜜炙麻黄且不去根、节，为散中有收，使之不过于发汗。其剂量为 3～9g，一般婴幼儿 3g，幼童 6g，学龄期儿童 9g，在盛夏季节治疗时可适当减量。麻黄偏于辛温，故对于风热表证、气阴不足及阳虚者，均不宜使用。

白月双：西医学认为小儿哮喘的基本病理基础是气道的高反应性，中医学认为其基本病理基础是"伏痰"，中药可以通过化痰减少气道分泌物、降低气道高反应来达到解痉平喘的效果。通过对这个病例的讨论，我更加深刻地理解了我们常说的"无痰不成喘"，同时对丹溪先生的"哮喘必用薄滋味，专主于痰"也有了更全面的理解。希望在今后的工作中，能进一步发挥我们中医药治喘之特色，为广大喘息患儿提供一种更安全、更有效的治疗手段。

（白月双诊治、整理）

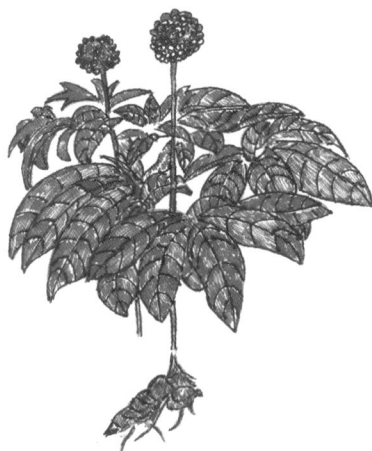

三七

保和丸合三仁汤治疗小儿汗证

一、医案实录

患儿,黄某某,女,3岁。2015年6月25日初诊。

【主　诉】　多汗2个月余。

【病史摘要】　患儿平素挑食严重,喜食肥甘厚味,经常伤食、腹胀腹痛。2个月余患儿出汗逐渐增多,昼夜均汗多,以头部及四肢等部位为主,夜间刚入睡时出汗特别多,头发甚至枕头湿透,汗后皮肤温。同时伴有腹胀,偶有腹痛,大便干,口臭,胃纳欠振。无发热,无呕吐,睡眠尚可,小便如常。患儿既往体质较差,反复发热、咳嗽。

【体格检查】　营养、发育尚可,皮肤较黑,咽部充血,双肺呼吸音清,心脏听诊无殊,腹部稍胀,舌质红,苔黄腻,脉细滑。

二、四诊合参,选方用药

【四诊摘要】　多汗2个月余,昼夜均汗多,以头部及四肢为主,伴腹胀腹痛,大便干,口臭,胃纳不振。平素挑食,喜食肥甘厚味。舌质红,苔黄腻,脉细滑。

【中医诊断】　汗证(食积内停,湿热蕴滞)。

【辨证分析】　小儿脾常不足,肥甘过度,积滞内生,郁而生热,积热蒸腾,迫津外泄则汗出不已。头为诸阳之会,脾主四肢,故见头部和四肢出汗较多,积滞致气机不利,不通则痛,出现腹胀腹痛。积热并汗出过多,从而津液亏损,出现大便较干,口臭。舌质红,苔黄腻,脉细滑为湿热内蕴的证候表现。

【治　法】　消积运滞,清利湿热。

【方　药】　保和丸合三仁汤加减。豆蔻3g,苦杏仁10g,薏苡仁10g,滑石 10g,通草 3g,淡竹叶 10g,厚朴 3g,连翘 6g,姜半夏 9g,茯苓 6g,陈皮 6g,甘草 5g,焦六神曲 10g。7 剂。

二诊:2015 年 7 月 2 日,患儿汗出减少,胃纳好转,大便转正常,舌质红,苔黄腻,脉细滑。继续予原方治疗 1 周。

三诊:2015 年 7 月 10 日,患儿诸症缓解,舌质红,苔薄腻,脉细。既往体质较差,易发生呼吸道感染,易伤食,肺脾两虚,予玉屏风散合四君子汤调理 2 周。

随访 3 个月,未再汗多。

三、读书临证,医理切磋

洪建英:小儿汗证是小儿常见病之一。平时在临证中发现很多小儿刚入睡时均有出汗,家长认为汗多了,前来诊治。小儿刚入睡时有少量出汗,是否属于生理现象?

连俊兰:这是生理现象。《素问·阴阳别论》曰:"阳加于阴谓之汗。"汗出由阳气蒸化津液出于体表而成。汗的来源是阳中之营气,其分泌依靠阳中之卫气。小儿通过适量出汗可疏通腠理,抗御外邪,调整气血,维持体内阴阳平衡。由于小儿形气未充、腠理疏薄,加之生机旺盛、清阳发越、活泼多动,在日常生活中,比成人容易出汗,尤其是额头汗出较多,或入睡时阴阳气交,津液发越而稍稍有点微汗,属于正常现象。所以,首先要区分出汗是病理性的还是生理性的,由某些外界因素所致的多汗不属于病态,如天气炎热,室温过高,穿衣盖被太多,快速进食,或食辛辣之物,或剧烈运动,恐惧惊吓等均可导致出汗。

洪建英:盛老师,咱们的教科书上汗证分为肺卫不固、营卫不和、气阴两虚三型,都是虚证。但这个病例肯定不属于此三型,辨证属于湿热内蕴实证,请盛老师分享一下您的临床经验。

盛师:小儿汗证的辨证首先需辨虚实。虚证有肺卫不固,营卫不和,气阴两虚;实证有脾胃湿热、肝胆湿热、食积蕴热等,均可引起自汗、盗汗。小儿汗证以虚证多见或虚实夹杂,但也有实证的存在。本病例就是实证。同时掌握各个证型的辨证要点:肺卫不固以自汗为主,或伴有盗汗,伴有气虚表现,平时特别容易感冒;营卫不和也是以自汗为主,或伴有盗汗,多因病后邪虽祛而正气未复,平时脾虚胃纳不振;气阴两虚以盗汗为主,或伴有自汗,伴有气阴虚症状,手足心热,舌苔少或花剥苔,脉细数;实证者自汗盗汗均有,往往舌质红,苔黄厚腻,脉滑数,以及伴有脾胃湿热或肝胆湿热等表现。

洪建英:本例实证患儿因为长期食肥甘厚味,久而久之出现食积,脾胃湿热,迫津外泄则汗出不已。治疗应当清利,消导祛邪。湿热之标解除后,因为患者平时经常伤食、发热咳嗽,与其肺脾两虚之本虚存在有关,故在三诊时予以益气健脾治本治疗,这样才能收到满意的远期疗效。

杨雯雯:治疗汗证时,可不可以适当加入敛汗之品?

王海云:这个问题我来说一说,敛汗之品有甘平的麻黄根、糯稻根、稽豆衣,甘凉的浮小麦,酸性敛汗的五味子和五倍子,又有甘涩的煅龙骨、咸涩的煅牡蛎等,也需要辨证用药。如对于气虚者,用麻黄根、糯稻根、浮小麦、煅龙骨、煅牡蛎的机会比较多;浮小麦、稽豆衣、五味子、五倍子既能止汗,又能滋阴退热,多用于阴虚有内热者。脾胃肝胆之湿热引起自汗、盗汗,不能用固涩敛汗之品。

洪建英:我在一本杂志上看到有篇文章介绍"桑叶治疗盗汗",疗效非常好。但是我们的中药学书上说桑叶苦甘寒,具有疏散风热、清肺润燥、平肝明目、凉血止血的作用。既然桑叶能疏散风邪,应该有发汗的作用,怎么又能有止汗的作用呢?

盛师:张杲《医说》载:"严州山寺有一游僧,形体羸瘦,饮食甚少,每夜就枕,遍身出汗,衣服皆湿透,如此二十年,无法可疗。监寺僧用霜桑叶一味,焙干为末,空腹温米饮调饮,治之三日,宿疾顿愈。"

考古籍,论及桑叶的治汗作用大概有二:一为止虚汗,二为透邪汗。

止虚汗:《本草经疏》曰"桑叶,甘所以益血,寒所以凉血,甘寒相合,故下气而益阴,是以能主阴虚寒热及因内热出汗"。《本草撮要》曰:"以之代茶,取经霜者,常服治盗汗。"《丹溪心法》曰:"桑叶焙干为末,空心米饮调服,止盗汗。"明代李时珍、清代吴仪洛皆遵此方。由此可知,自古以来,桑叶是一味用于治盗汗的药。盗汗的可能病机是虚火内炽,迫津外泄,伤阴化燥,致虚阳偏亢。桑叶甘寒益阴,调以米汤甘平和中,大助桑叶益阴润燥之功,焙干为末,焦香益胃,空心服可取速效,使风熄火静,虚阳内潜,汗孔自闭。

透邪汗:《重堂随笔》曰"桑叶虽治盗汗,而风温暑热服之,肺气清肃,既能汗解……由于肝热者尤为要药",说明桑叶能肃气,清肝热,由止虚汗而透邪汗。清代吴鞠通立桑菊饮即在透邪汗。桑叶入于辛凉宣透药队,旨在撒阳以救阴,正中风温袭肺易于耗阴、汗出不畅的病理特点,使汗出有源,透邪外达。

桑叶既能止虚汗,又能透邪汗,应如何理解? 从中医理论及临床应用所得,是否可以从以下几个方面解释?

(1)止汗与透邪之用,所表现病情虽有虚实之分,但同归于热,止汗为里虚热;透邪为表实热。桑叶轻清,性寒,味微苦,而非大苦大寒,虚热得之则内潜,风热得之则外透。故不分虚实热,皆可随汗调之。

(2)用于正虚可益阴以配阳,用于邪盛则撤阳以救阴,使阴阳调和,故汗出不止者止之,汗出不畅者畅之。

(3)心主汗液,肺主皮毛,肝热动风,而桑叶味苦能清心火,轻宣能通肺窍,润燥能平肝风,故得桑叶内风能熄,外风能散,虚汗能止,邪汗可透。

(4)桑叶气味芳香,善行肌表司汗窍,开合得宜有定位作用。

(5)桑叶入于经络,一由外向内以敛不足之阴液,一由内向外以透有余之阳邪,可双向调节。

总之,桑叶止虚汗、透邪汗并非矛盾之说,而是统一在肃肺、清肝热、益阴润燥这一总的调节机制之中。对"桑叶治疗汗证",大家在临床实践中可以做进一步研究,如果有条件我们可以做课题,从实验室角度进一步研究并探讨桑叶止汗的机制。

王其莉:营卫不和,正如《小儿卫生总微论方·汗论》所言"营卫相随……营周于身,环流不息,营阴有阻,虚则津液泄越,卫虚则不能固密,固喜汗出而遍身"。无论是自汗还是盗汗,都与营卫运行关系密切。故调和营卫是治疗小儿汗证的重要治法,也往往与肺脾气虚证同时存在。

盛师:通过此次讨论学习,大家是不是对汗证有了进一步的了解?

洪建英:是的,其实常见病也需要好好学习,仔细辨证才能提高疗效。

(盛丽先诊治,洪建英整理)

导赤散合四君子汤加减治疗小儿鼻衄

一、医案实录

患儿,楼某,女,3 岁 6 个月。2018 年 12 月 1 日初诊。

【主　诉】　鼻衄 10 天。

【病史摘要】　患儿 10 天前无明显诱因出现右侧鼻腔出血,出血量较多,色鲜红,无血块。家人予脱脂棉填塞止血无效,于当地某医院耳鼻咽喉科就诊,予纳吸棉填塞后血止,查血常规、凝血类无殊。3 天后取出填塞物后鼻腔再次出血,遂重新填塞,后因左侧鼻腔出血量多,于 2018 年 11 月 25 日往当地另一医院耳鼻咽喉科住院治疗,考虑"鼻腔血管脆性增大"。入院后予抗感染、止血等对症治疗(具体用药不详),住院期间双侧鼻腔交替出血,分别予硝酸银局部点涂、肾上腺素纱布局部压迫等方式止血,之后再次出血,予纳吸棉填塞后可暂时止血。遂来我院中医儿科门诊求治,目前鼻腔填塞物已取出,双侧鼻腔仍时有出血,多在哭闹、打喷嚏、受热等情况下发生,否认挖鼻子习惯。纳食亢进,喜食肉类,夜眠欠安,喜翻身,易醒,盗汗多,小便色黄、气味重,大便干,三四日一解。

既往史:平素体健,活泼好动,有过敏性鼻炎病史,时有鼻塞、流涕,1 年来时有自发性鼻出血,频繁时一周 1 次或数次,一般家长自予填塞后可止。否认肺炎、先天性心脏病等重大内科疾病史。否认外伤、手术史。否认食物、药物过敏史。

【体格检查】　体重 16.5kg,身高 103cm。神清,精神可,发育良好,面色少华,双侧鼻腔黏膜充血,未见活动出血点,咽红,扁桃体无肿大,咽后壁未见鲜血及血块,心肺腹无殊。口唇色鲜红,舌质鲜红,舌尖有点刺,少苔,脉细数。

【辅助检查】　血常规＋超敏 C 反应蛋白(2018 年 11 月 22 日):白细胞计

数 13.70×10⁹/L,中性粒细胞百分比 60.0%,淋巴细胞百分比 29.9%,嗜酸性粒细胞百分比 1.5%,红细胞计数 4.07×10¹²/L,血红蛋白 119g/L,血细胞比容 35%,平均红细胞体积 86.0fl,血小板计数 162×10⁹/L,超敏 C 反应蛋白 1.26mg/L。凝血类(2018 年 11 月 26 日)无殊。

血常规+超敏 C 反应蛋白(2018 年 11 月 26 日):白细胞计数 8.01×10⁹/L,中性粒细胞百分比 35.3%,血红蛋白 88g/L,血小板计数 290×10⁹/L,超敏 C 反应蛋白<5.00mg/L。凝血功能、血生化、肝炎类、人类免疫缺陷病毒+快速血浆反应素试验(2018 年 11 月 26 日)无殊。

二、四诊合参,选方用药

【四诊摘要】 患儿反复鼻出血 10 天,量多色红,耳鼻咽喉科予纳吸棉填塞后方止,取出填塞物后再次出血,尤在哭闹、打喷嚏、受热等情况下鼻出血加重,纳食亢进,喜食肉类,夜眠欠安,喜翻身,易醒,盗汗多,小便色黄、气味重,大便干,三四日一解。面色少华,好动不安,双侧鼻腔黏膜充血,未见活动出血点,口唇鲜红,咽红,舌质鲜红,舌尖有点刺,少苔,脉细数。

【中医诊断】 鼻衄(心脾积热)。

【辨证分析】 心主血,开窍于舌;肺主气,开窍于鼻。小儿脾常不足,易饮食失节,运化失常导致脾有积热,母病传子,热传于肺,使肺气逆乱,则血随气乱,脾失统摄,血气妄行,流溢脉外而发为出血,发于鼻即为鼻衄。胃强脾弱,纳食亢进,则食积生热,煎灼津液,故小便色黄、气味重,大便干结。热传于心,心火上炎,则见口唇鲜红,舌质红,舌尖点刺。气阴不足,则见面色少华,血红蛋白水平下降。心脾有热,阴不能潜阳,则夜间难以入睡或眠浅易醒。蒸腾阴液外出,则为盗汗。血热迫血妄行,热伤血络,受热、喷嚏、哭闹后气血愈乱,故可引起鼻衄复作。

【治　　法】 清心泻热,益气健脾。

【方　　药】 仙鹤草 10g,白茅根 30g,藕节 10g,焦栀子 6g,淡竹叶 6g,炙甘草 3g,当归 6g,生地黄 9g,墨旱莲 10g,陈皮 6g,太子参 6g,茯苓 6g,炒白术 6g。5 剂,煎服,每日 2 次,饭后温服。

二诊:2018 年 12 月 6 日,患儿服药 2 天后鼻血未见,4 天后出院,停止西药治疗,喷嚏后偶见少量鼻血,可自行止血。纳食减少,夜眠欠安,仍有盗汗。小便色黄、气味变淡。大便变软,约 2 日一解。面色、口唇红润,舌鲜红,少苔,脉细数。

【方　药】　生地黄 6g,通草 1.5g,淡竹叶 6g,生甘草 3g,墨旱莲 10g,仙鹤草 10g,藕节 10g,白茅根 30g,太子参 6g,茯苓 6g,炒白术 6g,陈皮 6g,生麦芽 10g。7 剂,煎服,每日 2 次,饭后温服。

三诊:2018 年 12 月 13 日,患儿目前活动、哭闹后未见鼻腔出血,纳食一般,夜眠安,盗汗减少,小便无殊,大便 2 天一解,成形。面色、口唇红润,舌淡红,少苔,脉细数。

【方　药】　仙鹤草 10g,墨旱莲 10g,白茅根 15g,藕节 10g,淡竹叶 6g,生甘草 3g,地骨皮 6g,生麦芽 10g,太子参 6g,茯苓 6g,炒白术 6g,陈皮 6g。7 剂,煎服,每日 2 次,饭后温服。

近期电话随访,患儿三诊后数周内未出现鼻出血,后反复出现鼻出血,平均 1 周至 1 个月 1 次,随年龄增长,发作频率降低,季节差异不明显,有时无明显诱因,量不多,填塞后可止。家长携患儿辗转国内外多家医院就诊,未发现明显器质性因素,主要考虑鼻腔干燥等因素诱发。患儿生长发育大致正常,故家长一般自予填塞处理。

三、读书临证,医理切磋

朱秋萍:该患儿初诊时尚在当地某医院耳鼻咽喉科住院治疗,经专科检查排除血液系统疾病、鼻腔肿瘤等,初步考虑“鼻腔血管脆性增大”。遇到此类患儿,我们如何着手诊治呢?

盛师:儿童鼻出血的部位 90% 左右是在利特尔区(Little area),即鼻中隔前下区。鼻中隔糜烂是鼻出血的重要原因,一方面儿童利特尔区发育未成熟,另一方面儿童易存在挖鼻子等不良习惯,导致鼻黏膜机械性损伤而出现鼻出血;加之近年来儿童过敏性鼻炎呈高发趋势,导致鼻衄在儿童中十分常见,但症状较轻者多求助于耳鼻咽喉科。这个患儿是在取出填塞物后再次出现鼻腔大量出血,导致 4 天内出现血红蛋白水平明显下降的情况下来找我诊治的。

钱孝静:鼻衄属中医“血症”范畴,应当从血论治。与血症关系最密切的是心、肝、脾三脏。心主血,肝藏血,脾统血,血的运行由三者共同调节。《金匮要略》谓“热伤阳络则衄血,热伤阴络则便血”,血热是出血主因,所以我认为鼻衄治疗的重点是清心火,降肝火,平胃火,清热泻火、凉血止血是主要治疗原则。

朱秋萍:我觉得以上思路很好,但不够全面。儿童鼻衄的治疗不仅当治血,还应当治气。正如吴瑭所言"善治血者,不求之有形之血,而求之无形之气",所以当治血、治气并行。治血重在清热凉血,治气重在益气与理气,益气在于健脾。儿科鼻衄与成人又存在一定差异,儿童理气重在宣肺,而成人理气重在疏肝。

王庆:中医各家辨鼻衄有分虚实论治的,也有按脏腑分型的。在鼻衄一症上,我倾向于先分外感、内伤。外感多以风热为主,此类患儿多伴有鼻塞、流涕、鼻痒、咽痒、咳嗽、喷嚏等外感症状,鼻衄常随咳嗽、喷嚏而出。内伤一类可分虚实两类。虚者以脾虚不摄、阴虚火旺二证为主,脾虚不摄者常见鼻血渗出、色淡红、面色不华、倦怠乏力、喜静懒言、食欲不振、动则汗出等,阴虚火旺者可见五心烦热、两颧潮红、夜眠不安、喜翻覆、盗汗多等。实者以具体表现辨脏腑病位,心火旺盛表现为好动少静,夜间入睡困难,多梦易醒,喜踢被子,小便红赤,舌鲜红,舌尖可见点刺,甚至呈"红草莓舌"样。肝火旺盛的儿童表现为急躁易怒,面红目赤,大便燥结,小便赤涩,舌色暗红,脉弦。另外,小儿不知饥饱,家长喂养控制不好量而易造成食积,食积生热也是血热的一大诱因,所以食欲十分亢盛的儿童需注意脾热。脾有热可移于胃,胃火亢盛者多见多食易饥,口干或口臭,烦渴喜饮,或胃脘不舒,嘈杂胀满,牙龈红赤,口唇鲜红,小便多黄而气味重,大便多干而臭,舌质红,苔黄厚腻。这个患儿食欲亢进,且偏嗜肉类,睡眠、二便不调,很可能存在食积诱因。

盛师:很好,大家以中医理论全面分析了鼻衄的辨证论治,结合这个案例,我们来讨论一下以上秋萍对这个病例的辨证和治法分析是否合理吧。

林翔:这个病例中的患儿平素体健,活泼好动,纳食可,观其临床表现及舌脉,似乎没有明显的脾气虚表现,辨证也辨为心脾积热的实证,为何在一诊时就用了四君子汤? 辨证和治法是否不符? 如果是考虑到小儿脾常不足而用四君子汤,是否会因为补气太过而导致郁而更生热? 或者我们在治疗时一诊可以先用清心泻热的导赤散加减,3~5 剂,二诊、三诊再加用四君子汤、二至丸之类,会不会更妥?

朱秋萍:这个方子初诊可能也是因为以清热药为主导,所以才有效果,四君子汤初期使用的必要性值得探讨。

钱孝静:这个患儿出血量大,导致了贫血,有因实致虚的趋势,故用药不能太过寒凉,二诊中四君子汤和导赤散配伍也可使寒热调和,不致伤脾胃,还能益气摄血。

王其莉:秋萍已经提到了"儿童鼻衄的治疗不仅当治血,还应当治气",但医理描述上更多是从脏腑辨证角度出发。《景岳全书·血证》概括了血性疾病的病机一为"火盛",二为"气伤",火有实火和虚火。《血证论》中有止血四法"止血、消瘀、宁血、补血",我觉得是否可以增加一些篇幅探讨气与血、气与火的关系,或者从止血四法的角度释义处方,结合病史及舌脉,出血量大引起贫血(阴虚、血虚),血不载气而气伤的因素也是存在的,所以这个患儿病机虚实夹杂,以虚为主,虚主要是气虚、血虚、虚火,实主要是上焦之热。首诊处方中四君子治气,白茅根、焦栀子清上焦之火,淡竹叶导热下行,生地黄清热凉血,藕节止血散瘀,仙鹤草、墨旱莲收敛止血。生地黄、藕节、仙鹤草、墨旱莲这些药物也是盛老师治疗其他血证(紫癜、血尿)的常用药,当归补血,陈皮理气,使全方不滋腻。但用药后阴阳寒热的平衡是最难把握的,盛老师在面诊时肯定有一个动态的考虑,才会效果这么明显。

盛师:大家提出的观点都很有意义,尤其是林翔、叶龙对处方起效机制的合理质疑和探讨,其莉对我的诊疗思路思考得很透彻。秋萍一开始辨证辨为心脾积热,分析治法时却加了益气健脾的药物,辨证与治法不符,可能是因为我在处方中用到了四君子汤,从方药来反推治法。实际上,该患儿初诊时虚实夹杂,我认为辨证当辨为心火上炎,气阴不足。治疗以凉血止血、益气养阴为主。《血证论》云:"凡衄血,久而不止,去血太多,热随血减,气亦随血亡矣。"一般心火上炎以清热泻火、凉血止血为主,可予导赤散、泻白散、龙胆泻肝汤等治疗,但考虑到患儿出血日久,虽好动不宁,但面色少华,血红蛋白水平下降,见舌红,苔少,脉细数,考虑火热伤及阴血,气随血脱,有气阴不足之象,呈虚实夹杂,而非全然实热证。当时患儿出血量多而急,急则治其标,重点放在清心泻火、凉血止血上,但鉴于虚实夹杂的病情,寒凉之品并不能多用,凉血止血之余还要注重养阴、益气。且因存在积食,积不去则热不去,患儿大便不调,脾失健运,故辅以健脾助运,同时益气摄血。故方中主以淡竹叶、甘草清心经热,仙鹤草、白茅根、藕节、焦栀子等凉血止血,辅以当归、生地黄、墨旱莲益阴血,佐以四君健脾益气。患儿服药2天后即鼻出血减少,效果这么好,也出乎我意料。至二诊时见出血渐止,患儿面色红润,食欲、二便渐趋正常,虚象不明显,方以导赤散引心脾之热自小便而出。

朱秋萍:盛老师的指点解开了之前我在方证解读方面的困惑。各类出血证有其共通之处,在此类病症诊治中,我们需要注意哪些问题呢?

盛师:治诸出血证要把握以下三个原则:①出血不能一味止血,重在治出血之因,如凉血止血、温经止血、益气止血、化瘀止血等。②"血得热而妄行",故清热凉血是治疗血证最常用的方法,但切忌大剂量凉血,以防瘀血内停,尤其血证初起夹杂血块者因有瘀血,更忌单纯止血。且大剂量寒凉药易损伤脾胃,脾气损则难以统血归经。③气为血之帅,血随气行,气随血脱,故治出血常以益气或顺气以止血。回首再看该鼻衄患儿,处方是否也应用了这三个原则?

钱孝静:盛老师在此病例中体现的治法是清心凉血中从气治血,而不拘泥于专科限制,这一点值得学习。

盛师:现代医学逐渐向专科化发展,该患儿鼻衄属于出血性疾病,初步排除鼻器质性病变及凝血异常,西医考虑是"鼻腔血管脆性增大"。对功能性疾病的治疗是中医药领域的优势所在。中医讲究辨证论治,比如这里的鼻衄,即使我们非耳鼻咽喉科医师,从血证论治,从脏腑辨证,从气血津液辨证,也能有效切入。古代医家有"熟读《伤寒论》,走遍天下治百病"之说,正因《伤寒论》奠定了中医辨证论治的基础,至今仍在指导中医临床各科的诊疗。

(盛丽先诊治,朱秋萍整理)

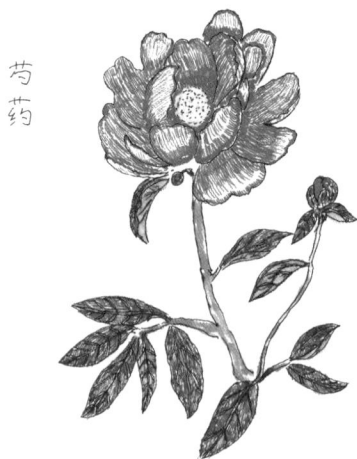

芍药

己亥年梁月十三日

分期论治儿童慢性鼻窦炎

一、医案实录

患儿,张某某,女,10岁。2007年7月24日初诊。

【主　诉】　反复鼻塞、脓涕伴面颊部疼痛半年余,加剧3天。

【病史摘要】　患儿于半年前因感冒后出现鼻塞,流黄色脓性涕,伴双侧面颊部疼痛,无发热、咳嗽,无耳内疼痛、胀闷,无耳鸣,于我院耳鼻咽喉科门诊就诊。鼻腔鼻窦CT示"左上颌窦囊肿,右上颌窦正常",拟诊为"鼻-鼻窦炎"。予标准桃金娘油肠溶胶囊(儿童装)、阿莫西林克拉维酸钾颗粒、香菊胶囊、复方诺氟沙星滴鼻剂等(具体不详),治疗2周后好转,偶感鼻塞,流少量浊涕,面颊部轻压痛。但半年来病情反复,每遇感冒、劳累等加重,予上述药物治疗可稍缓解。3天前患儿因感冒病情加重,鼻塞,夜间张口呼吸,流黄色脓性涕,双侧面颊部疼痛明显,咽痛不适,无发热、咳嗽,无耳内胀闷、疼痛,无耳鸣,遂于我院中医儿科门诊就诊。

既往史:患儿既往体质欠佳,自幼反复呼吸道感染,有过敏性鼻炎、中耳炎病史。

【体格检查】　下鼻甲肿大,鼻流脓涕,颌窦壁有压痛,咽充血,双侧扁桃体Ⅱ度肿大,无渗出,颌下可触及数枚肿大淋巴结,有轻压痛。舌红,苔薄腻,脉弦滑。

【辅助检查】　鼻腔鼻窦CT(2007年1月16日,冠状位+水平位)示:左上颌窦囊肿,右上颌窦正常。鼻窦CT(2007年7月1日)示:两侧上颌窦炎症,右侧息肉变可能,腺样体肥大。

二、四诊合参,选方用药

【四诊摘要】 鼻塞、脓涕伴面颊部压痛反复半年,每遇外感加重,今因感冒,又感咽喉肿痛,鼻塞不通,流黄浊涕,颊部压痛,颌下痰核,纳寐可,二便调。咽红,舌红,苔薄腻,脉弦滑。

【中医诊断】 鼻渊(肺气壅滞,上逆鼻窍)。

【辨证分析】 小儿肺常不足,反复易感,病后失养,肺脏虚损,鼻窍失于温煦,卫阳不固,易为邪犯,正虚托邪无力,故邪滞鼻窍,缠绵难愈。今复感外邪,壅塞肺系,停聚咽喉,则见咽红、咽喉肿痛;上逆鼻窍,则鼻塞不通,郁而化热,则流黄浊涕;火热灼津为痰,痰火聚于颌下,则见痰核;邪犯经络,气血运行不畅,则见颊部压痛。舌红,苔薄腻,脉弦滑,为邪壅肺系的证候表现。

【治　法】 清宣鼻窍,化浊利咽。

【方　药】 苍耳子10g,辛夷10g,白芷10g,薄荷6g,川芎9g,柴胡9g,炒黄芩9g,鱼腥草30g,连翘10g,牛蒡子9g,浙贝母10g,蒲公英30g,射干6g,甘草6g。7剂。

二诊:2007年7月31日,患儿诸症缓解,面白少华,咽红,舌淡红,苔薄白,脉细弦。证属肺脾气虚,余邪未尽。治拟益肺健脾,扶正祛邪。

【方　药】 太子参10g,茯苓10g,炒白术10g,生甘草6g,桔梗6g,柴胡6g,黄芩9g,姜半夏9g,炒白芍12g,蝉蜕6g,僵蚕6g,防风6g,生黄芪12g,大枣15g。7剂。

三诊:2007年8月7日,患儿鼻窦部又疼痛,时流清涕,遇寒尤甚,胃纳欠振,素体肺脾两虚,又感风寒,苔厚腻,脉浮细。证属肺脾两虚,复感风寒。治拟扶正祛邪,散寒通窍。

【方　药】 柴胡6g,黄芩6g,黄芪12g,防风6g,炒白术9g,浙贝母10g,鸡内金10g,太子参10g,姜半夏10g,甘草6g,辛夷10g,细辛3g,川芎9g,薄荷6g。5剂。

四诊:2007年8月12日,患儿遇寒重感,入里化热,浊涕浊痰,咽红,左颌下痰核,后头项疼痛,纳便正常。舌淡胖,苔白腻,脉细滑。证属痰热壅肺,上阻鼻窍。拟宣通鼻窍,清肺化浊。

【方　药】 辛夷10g,白芷10g,苍耳子10g,薄荷6g,细辛3g,川芎10g,羌活10g,黄芩6g,浙贝母10g,鱼腥草15g,冬瓜籽10g,桃仁6g,黄芪10g。颗粒剂,7 剂。

另加用复方诺氟沙星滴鼻剂治疗。

经以上治疗,患儿诸症好转,于 2007 年 8 月 28 日复查 CT,提示上颌窦小息肉,未见明显炎症。后以益肺健脾助运为法则,方拟玉屏风散、四君子汤、小柴胡汤加减,治疗半月停药。至 2007 年 12 月冬令时予膏方一料,患儿体质明显好转,鼻窦炎未发,遂 2008 年、2009 年、2010 年又连服 3 年膏方。随访至今,感冒偶见,鼻炎、中耳炎未发,生长发育正常,并于 2009 年 9 月初潮。

膏方举例(2007 年 12 月):生黄芪 150g,防风 60g,炒白术 150g,党参 150g,茯苓 150g,生甘草 60g,姜半夏 150g,陈皮 60g,生熟地各 150g,当归 100g,阳春砂 60g,玄参 150g,浙贝母 100g,川贝母 50g,鸡内金 150g,淮山药 200g,枸杞子 200g,辛夷 100g,白芷 60g 苍耳子 100g 炒元胡 100g,桂枝 60g,炒白芍 150g,大枣 200g,阿胶 250g,冰糖 250g,陈黄酒 250g,浓蒸取汁成膏。

三、读书临证,医理切磋

盛师:近年来,儿童鼻炎、鼻窦炎的发病率日益增高。这是叶龙整理的一例我曾经治疗的慢性鼻窦炎病例,比较完整、典型。我们今天就围绕这一案例进行讨论学习。首先,我们请叶龙来谈一谈中医对鼻窦炎的认识。

叶龙:我查阅了《中医耳鼻喉科常见病诊疗指南》(2018 年版)及教材,中医将本病归属于"鼻渊""脑漏""鼻𩐪"范畴。该病早在《素问·气厥论》中就有论述"胆移热于脑,则辛頞鼻渊,鼻渊者,浊涕下不止"。肺开窍于鼻,又足阳明胃经循行于鼻部,故鼻渊的发生与肺、脾、胃、胆关系密切,病理因素多为湿、热,病因病机可总结为脏腑失调,邪犯鼻窍,或邪热气盛,湿热蕴结,困结鼻窍,或脏腑虚损,鼻窍失养,运化失职,痰浊凝聚鼻窍。

王艳:那么,详细的辨证思路呢?

叶龙:辨证思路当先辨清虚实,然后按脏腑辨证。实者或因于肺,风热外袭或外感风寒,郁而化热,壅塞肺系,停聚鼻窍,则鼻塞,鼻涕量多或白黏或黄稠,伴发热恶寒,汗出,咳嗽,舌红,苔薄白,脉浮数,证属肺经风热。或因于胆,胆热上犯于脑,下注于鼻,蒸灼鼻窦,化腐成脓,故鼻涕黏稠如脓,色黄腥臭,鼻塞重,嗅觉减退;伴头痛,口苦,咽干,耳鸣耳聋,寐少梦多,急躁易怒,舌红,苔黄腻,脉弦数,证属胆腑郁热。或因于脾胃,脾胃湿热,循经上犯,壅塞清窍,故鼻塞持续,嗅觉减退;伴头胀痛,倦怠乏力,胸脘痞闷,头昏或头胀,纳少食呆,小便黄赤,舌红,苔黄腻,脉滑数,证属脾胃湿热;虚者则归于脾肺,肺虚则鼻窍失于温煦,清肃无力,寒邪滞留鼻窍,与津液互结,故鼻塞,流涕白黏,时轻时重,喷嚏时作,嗅觉减退,伴气短乏力,语声低微,自汗畏寒,舌淡,苔薄白,脉细弱,证属肺气虚寒证;脾虚则鼻窍失于濡养,脾胃运化失健,湿浊上泛,浸淫鼻窍,滞而不去,则鼻塞较重,鼻涕混浊量多,嗅觉减退,伴食少便溏,脘腹胀满,头昏乏力,舌淡胖,苔薄白,脉细弱,证属脾气虚弱。但我看这个病例,证型与书上不完全符合,如何理解?

盛师:以上叶龙讲的都是成人急、慢性鼻窦炎的中医相关认识,儿童慢性鼻窦炎可参照成人辨证论治,但小儿因自身的体质特点,病因病机与成人还是有些不同的,辨证思路也不能完全照搬成人的。我参考了前人经验,并结合自身多年的临床经验,认为小儿肺常不足,反复易感,病后失养,肺脏虚损,鼻窍失于温煦,卫阳不固,易为邪犯,正虚托邪无力,故邪滞鼻窍,缠绵难愈,发为慢性鼻窦炎。慢性鼻窦炎多属虚实夹杂、寒热错杂之证。

王其莉:这样说来,小儿的辨证也更加复杂,这个病案中的患儿每次就诊证型都在变化,时而实证,时而虚实夹杂,邪去正气仍不足,该如何厘清思路呢?

盛师:儿童慢性鼻窦炎往往病情迁延,病程长,本虚标实,虚实夹杂,辨证治疗需灵活应变,扶正祛邪两手抓,标本兼治,最终才能正气强盛,外邪不敢来犯,鼻窦炎才能根治。临床上可将本病分三期辨证论治。一者,急性发作期:小儿肺常不足,易感外邪,反复外感,或病后失治、失养,致肺脏虚损,鼻窍失于温煦,卫阳不固,易为邪犯,外邪侵袭,邪滞鼻窍,表现为鼻塞、流涕(向前或向后)、面部胀痛、嗅觉障碍等症状。该期以邪实为主,病机多属外邪犯肺,肺气壅滞,上逆鼻窍,当以疏通宣解为基本治法,方选苍耳子散为基本方,辨清表里寒热,酌情加减。二者,反复发作期:急性发作期失治误治,或病后失养,病情迁延反复,患儿表现为鼻塞、流涕症状反复不已,但又不甚,嗅觉障碍明显,精神不振,面白少华,动则出汗等症状。该期以正虚邪恋为主,多虚实夹杂,治法以扶正祛邪并举,方选玉屏风散合小柴胡汤为基本方,随证加减。三者,慢性缓解期:慢性鼻窦炎患儿经药物治疗后诸症缓解,邪气已去,但正气仍虚,在外感、劳累等诱因下,疾病可能随时复发。该期患儿多表现为气短乏力、汗出恶风、食少便溏、舌淡、苔薄白、脉弱等症状,证属肺脾气虚,治当健脾益肺,方选玉屏风散合四君子汤加减。

王其莉:经盛老师一讲,这个病案的诊治思路也就清楚了,患儿平素流清涕,遇风尤甚,素体肺气不足,易感外邪,首诊、四诊中患儿均因外邪犯肺,肺气壅滞,上逆鼻窍而发病,系表里同病,以热证、实邪为主,治当疏通宣解,以苍耳子散为主方;二诊、三诊时表邪虽祛,但痰湿、痰浊未尽,而肺气、脾气不足显现,系虚实夹杂之证,故治拟祛邪扶正同用,方选玉屏风散合小柴胡汤加减;病情缓解后,方拟玉屏风散合四君子汤加减,以补益脾肺。

林翔:盛老师对儿童慢性病或疾病缓解期,临床辨证属虚或者虚中夹实的患儿,到冬季常用膏方调理,效果甚佳。儿童慢性鼻窦炎正是虚实夹杂之证,这例患儿在缓解期连续服用3年,固本清源,鼻窦炎未再复发,生长发育良好,正体现了膏方的妙处。我想问一下盛老师,针对慢性鼻窦炎患儿,在使用膏方调理时,有哪些用药特点呢?

盛师:膏方,全称膏滋药方。膏滋的字义是沃泽、滋润,包含补养之意。小儿通过冬令膏方的调补,可增强体质,开发智力,增进食欲,助长发育。慢性鼻窦炎患儿往往存在肺脾不足的情况,症状缓解后如不及时调补,在外感、劳累等诱因下,很容易复发,故而在本病缓解期使用冬令膏方调理,可以健脾益肺,扶正固本,防止鼻窦炎再发,使本病从根本上治愈。在用药方面,一般也是在我的经验方"冬令扶正膏"健脾补肺的基础上加减的。如患儿正虚邪恋,仍有轻微的鼻塞流涕,可合用苍耳子散;如兼见汗出恶风等营卫不和的症状,可合用桂枝汤;病久及肾,出现腰膝酸软等肾虚症状,可合用左归丸和右归丸。

王庆:我在《盛丽先儿科临证医方集解》中看过"冬令扶正膏"这个方子,由六君子汤加黄芪、防风、山药、当归、石菖蒲、阿胶、冰糖、黄酒组成,可健脾补肺,益气养血。盛老师临床常用本方加减对易感儿及哮喘、遗尿、生长发育迟缓等患儿进行冬令调补,效果明显。今天又听盛老师分析了该方在儿童慢性鼻窦炎治疗中的运用,获益良多,但我对儿童膏方使用的注意事项还不是很清楚,盛老师能给我们讲讲吗?

盛师:冬令膏方一般适用于5周岁以上患儿,宜在冬至至立春期间服用,一般早晚空腹各服一汤匙。服药期间应忌食生冷、油腻、辛辣及不易消化的食物,也不能和牛奶、茶水同服。如果想知道儿童膏方使用更详细的注意事项,可以看看我和洪佳璇院长主编的《儿童中医调养》这本书,这上面讲得很详细。

王庆：好的，我回去再仔细研读下。

林翔：我还有个疑惑，盛老师在治疗鼻炎、鼻窦炎的时候，常使用川芎这味药。我记得这味药出自《神农本草经》，是伞形科植物川芎的干燥根茎，功效主要是活血行气，祛风止痛，多用于各种痛证和妇科疾病。书上关于治疗鼻炎方面的应用并未提及，该如何理解呢？

叶龙：这个问题，我想先谈谈我的看法。儿童鼻炎往往正虚邪恋，病情迁延难愈，久病必气滞血瘀，而川芎能活血行气；又因鼻炎急性发作与风邪外袭密切相关，邪滞鼻窍，则鼻塞流涕，上攻头目则头痛，而川芎能祛风止痛，又能上行头目，治疗头面诸疾甚为合适。所以，我在治疗鼻炎的时候，特别是急性发作期，也经常使用川芎。但也要注意，川芎辛温，对于阴虚火旺或者热盛的患儿，要慎用。

盛师：叶龙回答得很好，我再补充一下。川芎，本名芎藭，产于四川者，为优质道地药材，故称川芎。川芎在本病治疗中的作用，除了叶龙讲的外，还可作为引经药。鼻位于人首，居位最高，药力常难以到达，配伍川芎使苍耳子散直达病灶，加强通窍之力；头面为诸阳所聚，鼻居面中，为阳中之阳，是清阳交汇之处，故称清窍，配伍川芎，使参芪上行，加强升腾濡养清窍之功。所以，在治疗头面部疾病时，我常配伍川芎。

杨雯雯：原来如此，看来辨证论治、处方用药都要活学活用，不能拘泥于书本啊。

盛师：通过这次关于儿童慢性鼻窦炎的讨论学习，我们不仅复习了书本上的相关知识，厘清了儿童慢性鼻窦炎的中医诊治思路，而且对膏方在儿童慢性鼻窦炎中的应用有了更深入的理解，相信大家以后能更好地将中医中药运用于本病的诊疗中。

（盛丽先诊治，叶龙整理）

逍遥散加味治疗儿童性早熟

一、医案实录

患儿,沈某,女,8岁6个月。2019年7月5日初诊。

【主　诉】　发现双侧乳房增大1个月余。

【病史摘要】　患儿家属1个多月前发现患儿双侧乳房增大,无触痛,无阴毛、腋毛,阴道无分泌物,无月经初潮。曾于我院生长发育门诊就诊,服用知柏地黄丸治疗1个月,患儿乳房肿块无消退,且患儿近日脾气急躁,胸闷不适,胃纳减退,时有腹痛,夜眠尚安,大便干结,小便无殊。

【体格检查】　身高128.3cm,体重28kg。双侧乳房发育,B_2期,无触痛。无阴毛、腋毛,阴道无分泌物。舌红,苔白腻,脉弦细。

【辅助检查】　骨龄(2019年5月25日)9.5岁。B超(2019年5月25日)示:子宫前位,宫体三径约为27mm×9mm×24mm,内膜线未显示。附件:右侧卵巢大小约为19mm×9mm×15mm,内见数个无回声区,测其一长径约为6mm;左侧卵巢大小约为20mm×11mm×17mm,内见数个无回声区,测其一长径约为8mm。

家族史:父亲身高171cm,母亲身高159cm。

二、四诊合参,选方用药

【四诊摘要】　双侧乳房发育,触之硬,无触痛,脾气急躁,胸闷不适,胃纳欠振,时有腹痛,夜眠尚安,大便干结,小便无殊。舌红,苔白腻,脉弦细。

【中医诊断】　性早熟(肝郁化火,脾虚食滞证)。

【辨证分析】　患儿平素学业繁重,压力大,导致肝气郁结,郁而化火,火热内迫,疏泄失调,导致相火妄动,"天癸"早至,故而患儿出现乳房早发育;同时,因气机升降失司,阻遏于胸,故胸闷不适;火热扰神,故脾气急躁;热结大肠,则大便干结;肝气犯胃,加之曾服寒凉滋腻药物,脾胃受损,水谷不运,则脾虚食滞,故胃纳欠振,时有腹痛;舌红,苔白腻,脉弦细,均是肝郁化火、脾虚食滞的证候表现。

【治　法】　疏肝理脾,泻火散结。

【方　药】　柴胡 10g,生白芍 15g,茯苓 10g,炒白术 10g,生甘草 6g,薄荷 6g,当归 9g,浙贝母 10g,皂角刺 10g,昆布 10g,黄柏 10g,知母 10g。颗粒剂,7 剂。

二诊:2019 年 7 月 16 日,患儿服药后乳房肿块稍软化,但期间曾伤食吐泻,服用二陈汤加减 4 剂后胃纳好转。现偶有腹痛,恶心欲呕,脾气急躁,胸闷不适,大便稍干。舌红,苔白腻,脉弦细。证法同前。

【方　药】　柴胡 10g,生白芍 12g,茯苓 10g,炒白术 10g,生甘草 6g,薄荷 6g,当归 9g,生姜 3g,浙贝母 10g,皂角刺 10g,黄柏 10g,知母 10g,焦六神曲 9g。颗粒剂,7 剂。

患儿继服上方 2 周,乳房肿块消退,无恶心呕吐,胸闷缓解,偶有腹痛,胃纳一般,夜眠安,二便调,继续服用逍遥丸 1 个月以巩固疗效。随访半年,乳房未再增大。

三、读书临证,医理切磋

盛师:叶龙在临床上应用逍遥散治疗性早熟取得了较好的疗效。该案例是比较典型的一例,病史详尽,诊治思路清晰,辨证分析到位。我们今天围绕这一案例进行讨论学习,以便今后大家能更好地对性早熟进行诊治。

王庆:我有个小问题,性早熟的定义是女孩 8 周岁以前出现第二性征,但这个病例患儿已经大于 8 周岁,诊断是不是有不妥之处?

叶龙:师姐提的这个问题我也考虑过。从西医定义来说,这个患儿年龄确实超过了 8 周岁,但从中医理论来讲,第二性征发育需要"天癸"在体内作用一段时间后才会表现出来,且人为观察,时间往往滞后,存在偏差,结合该患儿骨龄亦超前明显,更加佐证了她体内"天癸"水平异常日久,很可能在 8 岁以前,甚至更早,故当归于"性早熟"并进行干预治疗,调和阴阳,让她的生长发育回归正轨。

朱秋萍:叶龙回答得很好。患儿时序年龄 8.5 岁,骨骼年龄 9.5 岁,而现在的身高相当于 8 岁的平均身高,由此推测,患儿的预期成年最终身高偏矮,再加上 B 超提示卵泡发育,说明患儿青春期发育提早是肯定的,可按照"性早熟"的诊治思路实施治疗。

盛师:中医文献对"性早熟"虽无明确论述,但对性发育过程有深刻的认识,早在《素问·上古天真论》中就有"女子七岁,肾气盛,齿更发长。二七而天癸至,任脉通,月事以时下,故有子。……丈夫八岁,肾气实,发长齿更。二八,肾气盛,天癸至,精气溢泻,阴阳和,故能有子"。天癸者,阴精也,即肾精,我理解其类似于西医的性腺激素。乳房、阴部皆为足厥阴肝经所络,故而人体生长发育及性腺的成熟与中医肝肾二脏密切相关。那么,该病的辨证特点大家还记得吗?

林翔:我记得书上写着本病要先辨清虚实,虚者为肾阴不足,阴阳失衡,阴血无以制火,相火妄动,虚火内扰,致"天癸"早至,第二性征早现,伴潮热盗汗,五心烦热,舌红,苔少,脉细数,证属阴虚火旺;实者为肝气郁结,郁而化火,肝火旺盛,引动相火,致"天癸"早至,第二性征早现,伴心烦易怒,胸闷叹息,舌红,苔黄,脉弦细数,证属肝郁化火。但这个病例属于肝郁化火,又与典型的证型有所不同,该怎么理解呢?

盛师:书本上只提出了规范和共性,而临床疾病错综复杂,不能按书本生搬硬套。有很多证型书本上没有,以性早熟为例,临床证见虚实夹杂也很多,比如性早熟兼见肥胖懒动,胃纳正常,大便偏干,舌质淡胖,苔白厚腻,脉细滑就是脾虚夹有痰湿;又如,这例患儿除肝郁化火外,还有胃纳欠振、腹痛等脾虚食滞之症。上述两型都属于虚实夹杂型。并且,疾病的各个阶段证型也在不断变化,由实证变成虚实夹杂,或者变成虚证都有可能。例如,哮喘的急性发作期和缓解期辨证施治就大不相同;又如,这例性早熟患儿后期肝火平,相火清,第二性征消退,证型转变为肝郁脾虚为主,以逍遥丸疏肝理脾即可。所以,我们平时临床辨证要随机应变,患儿每次来就诊,无论初诊或复诊,我们都要精心辨证,断然不可一证一方到底。以上这些都说明中医的辨证论治既体现了整体观念,又反映了个性化、阶段化治疗。这是我们需要一辈子在读书临证中不断领悟的精髓。我虽行医五十余年,但自知远远不及。

杨雯雯:我看过《浙江中医临床名家:盛丽先》这本书,书中盛老师提出的"顾舞中焦呵生机"强调了"无论防病治病均应以顾舞脾胃为要旨"。结合这个病例,我深刻理解了顾护脾胃的重要性。但是,我也有一个疑问,这个患儿来就诊以前服用了知柏地黄丸,因为不对证,没有起到效果,反而伤了脾胃,那之后方子中为何还是用了知母、黄柏呢?

叶龙:我觉得这涉及方药关系和药物配伍的问题。辨证不准确,处方有误,出现问题,并不代表方中的药物都不能用。中药方剂配伍讲究君臣佐使,君药起主要作用,一定程度上决定了整个方子的功效;臣药协助君药,以增强治疗效果;佐药协助君药治疗兼证或次要症状,或抑制其他药物的毒性和峻烈性,或为其反佐;使药一般为引经药或起调和方中诸药的作用。中医采取辨证施治用方,证与方完全相符,自然用成方即可,但证与方完全相应的概率并不高,故随证加减便是常态,但这里加减主要以佐药为主。

盛师:可以这样理解。

杨雯雯:我明白了,知母、黄柏就相当于佐药。这个患儿主证是肝郁化火,使用滋阴泻火的知柏地黄丸碍胃伤脾,在改用疏肝理脾的逍遥丸的基础上佐以知母、黄柏清相火,即在调和肝脾的基础上,使妄动的相火得清,故取得了疗效。中医治病真是辨证、选方、药物加减每个环节都不能马虎啊。

王其莉:叶龙在处方中用了皂角刺是何用意?我记得中药学书上记载,皂角刺为豆科落叶乔木植物皂荚树的棘刺,其性味辛温,功效是消肿排脓,祛风杀虫,跟这个患儿病症好像不相符呀。

叶龙:中药学书上记载的是它的主要功效。《外科正宗》附录曾言"皂刺消散之力亦甚大",肯定了皂角刺散结的作用。而明代张璐在《本经逢原》中记载皂角刺"与荚略同,但其锐利直达病所为异",又因其归于肝、胃经,可作为治疗乳腺类疾病的引经药。由此可见,皂角刺用于治疗乳腺肿块类疾病最适合不过。近代亦有不少名老中医,如山东妇科名医郑长松、湖北名医李幼安等,将其运用于治疗乳腺病,效果斐然。

盛师:叶龙在用药过程中查阅了不少资料及前医的经验,这种读书临证方法很好。皂角刺在性早熟、腺样体肥大、化脓性扁桃体炎、淋巴结肿大、哮喘急性期治疗中我也常用,但其性锐利,临床治疗以实证为主,虚寒者及3岁以下者不宜用,6岁以下剂量以3~6g为妥,且不能久用。

叶龙:性早熟女性患儿早期多表现为乳房早发育,乳核硬结难消,用皂角刺既可散结,又可引药入肝经,直达病所,用得妙,值得学习。

盛师:很好,通过这次讨论学习,结合临床,我们在复习书本上性早熟内容的同时,对该病的中医诊治、用药也有了深入的认识和理解,温故知新,获益良多。

(叶龙诊治、整理)

七味白术散加减治疗小儿慢性泄泻

一、医案实录

患儿,郑某,女,1 岁 5 个月。2019 年 7 月 11 日初诊。

【主　诉】 腹泻 3 个月余。

【病史摘要】 患儿自 2019 年 4 月中旬起无明显诱因出现大便次数增多,每日 3～4 次,糊状,并出现体重下降,身长发育停滞等情况。5 月前往当地某医院住院治疗,考虑"迁延性腹泻、中度营养不良"。经指导予深度水解蛋白奶粉喂养,大便次数减少后改予低体重儿配方奶粉喂养,出院后仍持续腹泻,体重未见增长。目前患儿每日排便 3～4 次,糊状;胃纳尚可,偶添加辅食无法消化,排出未消化食物;夜眠欠安,夜间易醒,盗汗多,小便量偏少。

既往史:四个半月断母乳后大便偏稀,体重增长缓慢,平素易感冒,无先天性心脏病、肺炎等重大疾病史,否认药物过敏史。

个人史:第二胎第二产,姐姐体健。妊娠 37 周＋剖宫产,出生体重 2750g。

【体格检查】 1 岁 5 个月,体重 7.6kg,身高 76cm。神清,精神稍烦躁,皮肤松弛,前囟未闭,口唇干燥,咽红,心肺听诊无殊,腹平软,无抵抗,腹部皮下脂肪厚度 0.4cm 以下,肌张力正常,病理反射未引出。舌偏红,舌体薄瘦,苔少,脉细数,指纹淡红。

二、四诊合参,选方用药

【四诊摘要】 大便次数增多近 3 个月,每日排便 3～4 次,糊状,夹杂未消化食物,小便量偏少,皮肤松弛,形体羸瘦,皮下脂肪减少,胃纳尚可,夜间易醒,盗汗多。口唇干燥,舌偏红,舌体薄瘦,苔少,脉细数,指纹淡红。

【中医诊断】 泄泻(脾胃气阴两虚)。

【辨证分析】 小儿脾常不足,脾胃运化、小肠受纳、大肠传导功能都处在一个"成而未全,全而未壮"的阶段,常因喂养不当、感受外邪等发生泄泻,若调护不当,则腹泻迁延。久之脾失健运,水谷精微运化失司,则形体消瘦;气阴耗伤,气虚津亏,津液不能外达,肌肤失于濡润,则皮肤松弛;经脉失养,则手足轻微颤动;津液不足,则小便量少;津液无以上承,则口唇干燥。舌红瘦,苔少,脉细数,均为气阴两虚之象。

【治　法】 益气健脾,养阴生津。

【方　药】 太子参 3g,炒白术 3g,茯苓 4.5g,炙甘草 1.5g,煨木香 3g,葛根 6g,干姜 4.5g,黄连 1g,乌梅 3g,炒白芍 3g,炒麦芽 5g,炒谷芽 3g。颗粒剂,6 剂,每日 1 剂,分 2 次温服。

考虑患儿有轻微脱水,予口服补液盐Ⅲ,按比例调配口服,以补充水及电解质。嘱患儿家长调整饮食结构:当前阶段以低体重儿配方奶粉为主要能量来源,将大米用铁锅炒香,磨成米粉,喂食少量米糊,停其余一切辅食。

二诊:2019 年 7 月 18 日,患儿服中药及遵医嘱添加炒米糊喂养 1 周,目前胃纳增加,大便量仍较多,呈糊状,每日 1 次,便前多有矢气,夜眠可,盗汗较前减少,夜间睡眠时有手足颤动,较前减少,未惊醒。咽不红,舌淡红,苔薄白,舌根部稍腻,指纹淡红。

考虑患儿津液渐复,脾气未升,治疗当以升清止泻为主。气虚不能敛阴,阴虚则生内热,迫津外泄,故盗汗较多。汗为心之液,汗多则心血暗耗,心失所养,则夜寐不宁,手足颤动,易醒。

【方　药】 太子参 3g,炒白术 3g,茯苓 4.5g,炙甘草 1.5g,煨木香 1.5g,葛根 6g,炮姜 1.5g,乌梅 3g,焦六神曲 3g,桂枝 3g,猪苓 3g,泽泻 3g。颗粒剂,8 剂,每日 1 剂,分 2 次温服。

三诊:2019 年 7 月 25 日,患儿目前食欲可,奶量增加,2 周来体重增加250g,大便量时多时少,呈糊状,每日 1～2 次,便前多有矢气,夜眠可,盗汗较前减少,夜眠尚可。舌淡红,苔薄白,指纹淡红。

【方　药】 太子参 3g,炒白术 3g,茯苓 5g,炙甘草 1.5g,煨木香 3g,藿香3g,葛根 6g,炮姜 1.5g,乌梅 3g,姜半夏 4.5g,陈皮 1.5g,桔梗 1.5g。颗粒剂,14 剂,每日 1 剂,分 2 次温服。

建议在 250g 炒米糊中加入山药、芡实、薏苡仁、糯米粉各 50g,予以喂养。

后患儿继续服用中药治疗,奶量增加,腹泻控制后家长将低体重儿配方奶粉换为羊奶粉,未再出现腹泻。后陆续添加鸡蛋、菜糊等辅食,至 2020 年 3 月,仍坚持每 2 周随访复诊,其时患儿体重增长至 9.5kg,腹部脂肪层增厚至 0.4cm,每日奶量 500ml(羊奶粉,每 500ml 提供热量约 2800kJ)＋两餐粥(添加枣泥、蔬菜等辅食)＋1 个鸡蛋(羹),进食、活动、排便情况趋于正常。3 个月后更换羊奶粉为普通幼儿配方奶粉,体重增长加快,至 2020 年 5 月体重约 10kg,嘱家长继续按需添加辅食,监测生长发育情况。

三、读书临证,医理切磋

朱秋萍:泄泻是小儿常见病之一。这个病例比较复杂,由于久泻,该患儿初诊时不仅骨消肉减,生长停滞,而且有口唇干燥、尿少、精神躁动等症状,这些情况与《小儿药证直诀》记载"脾胃不和,不能食乳,致肌瘦。亦因大病或吐泻后,脾胃尚弱,不能传化谷气也"的虚羸表现十分吻合。久泻之下必有伤津,而气随津伤,故呈气阴两虚之象。所以,初诊当务之急是益气生津,同时止泻坚阴,阻止津液继续流失。但是,益气与养阴之间孰重孰轻,侧重点应该放在哪里呢?

盛师:你的分析思路十分清晰,我们治病时牢记的一条原则是"急则治其标,缓则治其本",急症、重症要下猛药快速控制病情,慢症则需轻、缓之剂如春风化雨,治病兼顾培本固元。根据病情变化,初诊、二诊、三诊的处方会有一个随证调整的过程。初诊最为突出的表现是久泻伤阴,甚至有轻微脱水的表现,患儿此时以伤阴较重,治疗一方面是补充津液,故开了口服补液盐;另一方面是以中药止泻坚阴以存津液,健脾益气以生津液。所用主方是宋代"儿科之圣"钱乙所制七味白术散,这是小儿慢性腹泻常用方;因辛香之品性燥伤阴,患儿阴津已有损耗,故去藿香,木香用煨木香,配干姜突出温中止泻,并加葛根升清阳止泻。另外,联合应用了连梅饮,这是吴鞠通《温病条辨》中的方子,取黄连、乌梅酸苦泻热坚阴的意思,可以看到这一方中甘缓、酸收、辛开、苦降俱全,起到了敛阴、止泻、健脾、生津的效果,疗效也在二诊时得到了验证。当然,因为黄连寒而燥,当中病即止,故二诊即停用。

朱秋萍:在此病例中,患儿腹泻伤阴津,但为何益气健脾贯穿了整个治疗过程,而收敛固涩和养阴药相对来说仅仅少量运用呢?

盛师:"津亦水谷所化",津液是由脾胃运化水谷而来的,津液不足时需

"开源节流"。具体到这个病例,止泻阻遏津液流失是治其标,健脾运化水谷以生津液是治其本。大便中夹杂未消化食物说明水谷运化传导失司,归根究底是由脾胃虚弱引起的,所以又回到了"治本"的问题。三诊均应用了四君子汤,这个方子中正平和,是治疗虚证、健脾益气的基础方。我们儿科应用时换人参为太子参,则愈加平和,加陈皮即为异功散,使补而不滞,再添姜半夏即为六君子汤,又有燥湿化痰之效。而养阴药多甘寒,患儿脏气未复,过多应用恐泄泻复作;单纯涩肠而不运脾,则津液无以化生,不利于生理功能的恢复。

钱孝静:西医以精神状态、皮肤弹性、黏膜湿润度、囟门情况、尿量等指标判断腹泻患儿脱水程度,那么我们中医以什么指标来判断津液是否缺乏呢?

盛师:以上西医判断脱水程度的指标我们也必须掌握。中医判断津液是否不足,还需重点关注舌体胖瘦、舌色红淡、舌苔润燥等。

王其莉:二诊时是以七味白术散合五苓散加减应用的。五苓散出自《伤寒杂病论》,具有利水渗湿、温阳化气之功效,在泄泻中应用是利小便以实大便的用意吗?

盛师:二诊时盗汗减少,舌质由红转淡,舌苔由少苔转为薄腻苔,又有矢气。舌根苔腻说明胃阴渐复,但脾运不力,升降未复,尚不能完全运化水谷。气虚不能敛阴,阴虚则生内热,迫津外泄,故盗汗较多。汗为心之液,汗多则心血暗耗,心失所养,则夜寐不宁,手足颤动,易醒。考虑患儿津液渐复,脾气未升,治疗当以升清止泻为主,故以七味白术散合五苓散,健脾助运以升清,利小便以降浊,有升有降,以助运化。其中炮姜、乌梅与太子参、甘草配伍,辛甘化阳,酸甘化阴,阴阳合化,气阴同补。

王艳:三诊方中均应用了葛根这味药,按其体重来说 6g 剂量并不大。葛根来源于豆科植物葛的块茎,上古时期的《诗经》就有"葛"这种植物的记载,由于它分布广泛,淀粉含量高,营养丰富,数千年来被当作药食两用的佳材。《伤寒论》有"葛根汤""葛根芩连汤""升麻葛根汤"。李东垣认为干葛根气轻浮,鼓舞胃气上行,生津液,又解肌热,是治脾胃虚弱泄泻的圣药。其升提的作用我们在急、慢性腹泻治疗中都经常应用。《神农本草经》记载它"味甘,平",《本草纲目》也说它"甘辛,平,无毒"。但是张景岳在《本草正》中说它"其性凉,易于动呕,胃寒者所当慎用"。目前我们认为其性味辛、甘,但是否凉其实众说纷纭,其用量也比较难把握。

王其莉:临床上药物的用量很有讲究,阴阳寒热的平衡,用药之后和患者体内环境平衡恢复,都与药物的用量有很大关系,也就是要掌握一个度。这一点盛老师有什么建议吗?

盛师:我觉得《本经逢原》所阐述的十分有道理,"葛根轻浮,生用升阳,熟用则鼓舞胃气"。中药炮制可改变其性味。鲜葛根凉性最突出,解肌阳明热最佳,外感发热用生葛根,如《伤寒论》名方葛根汤。熟制后偏甘、平,泄泻应用煨葛根。至于用量,要根据患儿病情、体重等随证调整。

王其莉:我们都知道消食导滞之品会促进脾胃运化而助排便,腹泻状态下也用消积法是否会加重腹泻呢?

盛师:消积法用于小儿泄泻仅限于伤食泻,即泄泻实证。《内经》云"实则泻之",又有"通因通用"之法,泄泻本就是机体排除食积病邪的自我疗法,故临床对单纯伤食之泄泻,轻者无须治疗,只需节制饮食即可。正如《内经》谓"伤之轻者,损谷则愈"。

钱孝静:这个病例中,盛老师特别详细地指导患儿母亲调整喂养方式,还给出了特殊的食谱。盛老师可以给我们传授一些小儿饮食、调护方面的经验吗?

盛师:小儿脾胃问题的解决需要"三分药,七分养",尤其这个患儿动辄大便量多且夹杂未消化食物,说明她脾胃十分娇弱,常不能运化水谷,故喂养需格外精细。大米是我们最常见的主食,可以提供能量,而且不耐受少,炒香后可开胃,健脾,助运,磨粉后更易消化;后续又加入山药、芡实、薏苡仁、糯米等药食两用之品,既补充营养,又有健脾、益肾、除湿、收涩等效果;食药共调,待脾胃运化渐复正常再缓慢添加鸡蛋、菜糊等辅食,最终转向正常同龄儿饮食,以尽可能追赶生长发育。科学喂养,尤其是婴幼儿科学喂养逐渐受到妈妈们的重视,我国的婴幼儿喂养指南多是参考欧洲、美国相关指南制定的。实际上,由于长期以来形成的饮食差异,西方喂养方式不一定适用于我国婴幼儿。我国古代儿科医家很早就提出了诸多小儿喂养方面的观点。《证治准绳·幼科》引钱乙言:"儿多因爱惜过当,三两岁犹未饮食,致脾胃虚弱,平生多病,半年后宜煎陈米稀粥、粥面,时时与之,十月后渐与稠粥烂饮,以助中气,自然易养少病,惟忌生冷油腻甜物等。"《婴童类萃》中有《护持歌》曰:"养子须调护,看承莫纵驰;乳多终损胃,食壅则伤脾;衾浓非为益,衣单正所宜;无风频见日,寒暑顺天时。"至今看来仍有其合理之处。我给孩子父母宣教小儿调护要点时常常叮嘱一句话:"若要小儿安,常带三分饥与寒。"

朱秋萍:老师,落实到实际的儿童调护中,我们该如何把握"饥与寒"的度呢?

盛师:"三分饥与寒"包括"三分饥"与"三分寒"两个方面。

1.合理喂养,不宜过饱(三分饥)

(1)6个月以下的婴儿尽可能母乳喂养,且应尽早开奶。母乳不足或无母乳,应首选婴儿配方奶粉喂养,其中所含营养物质最接近母乳。喂养间隔由开始时间隔1～2小时,以后间隔2～3小时,逐渐延长至3小时左右一次,夜间睡眠延长后可省去一次夜奶,奶量随婴儿胃容量增加由少到多,逐渐增加至每日800～1000ml,整体注重按需喂养。

(2)6个月后可逐渐添加辅食,添加原则为由单一到多样,由少量到多量,由稀到稠,由细到粗,并随辅食比例增加逐渐减少奶量,至1周岁时奶量减至600～700ml,1周岁后可逐渐添加食盐调味。如遇换季、小儿患病等情况,则减缓辅食添加进程。

(3)1～3周岁为幼儿期,主食以谷物为主,辅以蛋、奶、蔬菜、水果、坚果、鱼、肉等。一般早、中、晚三餐外加1～2次水果、点心即可。需要培养小儿不挑食、不偏食的饮食习惯,做到宁少不多,宁饥不饱,宁淡不咸。

(4)3周岁后小儿膳食结构基本接近于成人,做到早、中餐优,晚餐少,晚餐后则不宜进食。每餐荤素搭配,根据小儿体质情况调整荤素比例1∶3～1∶1,荤菜不多于素菜。另外,保证每日摄入200～400ml牛奶及一个鸡蛋。

2.合理衣着,不宜过热(三分寒)

(1)6个月内的小婴儿,应适当保暖,尤其1个月内的新生儿及早产儿,由于白色脂肪缺乏,需格外注意保暖。6个月后则保持比母亲多穿一件即可。

(2)1周岁后小儿活动量增加,容易出汗,平时衣着以正常活动状态下无汗或微汗为度,若排除病理状态,动则汗出,那么极有可能穿多了。

朱秋萍:老师的解释十分详细,结合临床实践中老师的指导,我总结了以下几条喂养原则。

(1)宜少不宜多。小儿脾常不足,运化力弱,喂食太过则停留不化,久之成积成癖,影响生长发育。经曰:"饮食自倍,肠胃乃伤。"临床上常见家长宠溺爱护,劝饮劝食的孩子出现面黄形瘦、食欲不振、夜卧不宁、二便不调、发育迟滞等情况。尤其是生冷之物,中医有"形寒饮冷则伤肺"的说法,生冷之物会刺激气管引起咳嗽,而且易损伤脾胃,人体抵抗力下降而导致感冒。滋腻厚味更不可多食,高脂肪、高糖、高蛋白食物多滋腻。厚味指五味过偏,如过甜、过咸、过辣、过酸之食物。滋腻厚味食品太过均会碍胃助湿,化热生痰。

(2)宜全不宜偏。中国人几千年来形成了以米面谷物为主,蔬菜、肉蛋为辅的饮食习惯。饮食有所偏好是正常现象,但小儿生长发育需要营养全面,不少孩子对止餐兴致缺乏,偏食水果、点心、零食等,或者喜素恶荤,喜荤恶素,家长如不加干预,则会因营养素缺乏而产生各种不良后果。

(3)宜早不宜晚。许多孩子有喝夜奶、吃夜宵的习惯,3周岁以前允许喝夜奶,以防夜间饥饿哭闹,3周岁后应养成晚餐后不吃东西的习惯。不少孩子夜卧不安,喜俯卧、翻身、盗汗、磨牙,晨起还有口臭,舌苔厚腻,这些都可能与睡前进食有关。夜间水谷运化传导均有减缓,睡前所食积于胃肠,则生湿热,故见夜卧不宁,盗汗频频,宿食之气上涌则口臭,蒸腾胃中浊气上泛则苔厚腻。故最后一餐不应过晚,以防宿食积滞。

钱孝静:以上都是针对一般健康小儿的饮食宜忌,那么在患病情况下,是否有所不同呢?

盛师:病理状态下人体的阴阳平衡被打破,更需注重饮食调护。例如,感冒发热时饮食宜清淡,忌食生冷、油腻、海鲜类食物;咳嗽时忌甜食、炒货及过咸食物,忌食海鲜;哮喘忌食生冷、油腻及海鲜、菇类及易致敏食物;腹泻患儿饮食宜清淡、易消化,忌食生冷、油腻之物;过敏性紫癜患儿饮食宜易消化,呕血便血者应给予半流质饮食,忌食硬食及粗纤维食物,忌食辛辣、刺激食物,恶海鲜、鱼虾、牛奶、鸡蛋,暂停3～6个月;肾病综合征患儿总体饮食宜清淡,限制蛋白质摄入量,水肿期蛋白质摄入量控制在 $0.6～0.8g/(kg·d)$,激素减量阶段蛋白质摄入量 $0.8～1.0g/(kg·d)$;激素停用以后,蛋白质摄入量 $1.0～1.5g/(kg·d)$。可以摄入豆类食物,作为总蛋白量的一部分。肾病水肿期需限制钠盐摄入,水肿消退后钠盐摄入可恢复正常。

总而言之,家长要培养小儿养成良好的饮食习惯,按时进餐,相对定量,不多吃零食,不挑食,不偏食。

当然,我国幅员辽阔,南北地域气候不同,饮食习惯差异很大,还是要因地制宜,因人制宜。

(盛丽先诊治,朱秋萍整理)

附子理中汤治疗脱肛

一、医案实录

患儿,汪某,男,6岁1个月。2013年12月16日初诊。

【主　诉】　便后脱肛3年余。

【病史摘要】　患儿3年前出现大便后脱肛,不能自行回复,每需他人用手纳入。无便血,无便秘,大便偏溏,每日1～2次。平素嗜睡,包括午睡在内全天睡眠12小时,清晨仍呼之不起。时感四肢乏力,手足凉,畏寒。曾在当地医院就诊,血常规、血生化检查无殊,消化科及肛肠科检查均未见异常。曾予中药间断治疗1年余,多予补中益气汤、四君子汤加减,脱肛症状改善不明显,体重一年未增加,胃纳仍欠振。

【体格检查】　年龄6岁1个月,体重16kg,身高105cm,双眼视力0.4,生长发育缓慢,心肺检查无殊。

【辅助检查】　血常规、血生化检查无殊。

二、四诊合参,选方用药

【四诊摘要】　便后脱肛3年,大便偏溏,无便秘便血,小便无殊。胃纳欠佳,平素嗜睡,时感四肢乏力,手足凉,畏寒,无发热汗出。生长发育缓慢,面色少华。舌质偏淡,苔薄白,脉沉细。

【中医诊断】　脱肛(脾肾阳虚)。

【辨证分析】　小儿脾常不足,脾胃发育未臻完善,且脾气主升,既能升清,又能升举,患儿常年脾气虚且胃纳不佳,升清不足,水谷运化失司,水谷精微吸收不良,以致便溏,乏力嗜睡,生长发育缓慢;胃寒亦可见纳差、手足凉。小儿形气未充,肾气未固,故肾常虚。肾主生长发育,推动及调节脏腑气血。

患儿脱肛已有 3 年之久,久病及肾,且面色少华,手足凉,畏寒,可见肾阳虚。舌质偏淡,苔薄白,脉沉细,为阳虚证。

【治　法】　健脾温肾。

【方　药】　太子参 10g,炒白术 10g,干姜 6g,炙甘草 10g,附子 6g,黄芪 12g,茯苓 10g,桂枝 6g,大枣 15g,山药 12g,葛根 15g,枸杞子 10g。7 剂,水煎服,分 2 次口服。

二诊:患儿脱肛减轻,精神好转,胃纳增加,大便正常。舌淡红,苔薄白,脉沉细。前方减茯苓,加白芍,附子加至 10g。7 剂,水煎服,分 2 次口服。

此后患儿以此方加减治疗 6 个月,附子从 6g 加至 10g,6 个月共计用附子 2380g,均为患儿家长自购四川江油黑顺片(优质附子)。

三诊:患儿 6 岁 7 个月,体重 19.5kg,身高 114cm,生长发育较前明显改善,半年来无明显感冒,嗜睡、乏力消失,原有散光、近视等,经眼科检查均好转。胃纳正常,大便成形,每日 1 次,已无脱肛。

三、读书临证,医理切磋

盛师:在临床上常应用补中益气类方治疗脱肛,有时效果不佳,往往需要重新仔细辨证论治,另辟蹊径。此案例是一例诊治小儿脱肛的病案,并做了详细记录,通过辨证分析,诊治思路清晰,且熟练地随证加减,合理运用中药。通过学习理解此病案,可知辨证论治的重要性。今天我们针对这一案例,大家讨论一下,加深理解,以便今后更好地在临床上掌握辨证论治,随证加减。

白月双:《保婴撮要》提到:"夫肺与大肠相为表里。肛者,大肠之魄门是也。巢氏云:实热则大便秘结,虚寒则肛门脱出。此多因吐泻,脾气虚,肺无所养,故大肠之气虚脱而下陷也。用补中益气或四君子为主。"该患儿曾予补中益气汤或四君子汤加减间断治疗,其效果不佳是为何?

连俊兰:患儿便溏、嗜睡、乏力皆为脾虚之症,且患儿脱肛已有 3 年之久,久病及肾,可见生长发育缓慢,手足凉,畏寒,此为肾阳虚之症,结合面色少华,舌质偏淡,苔薄白,脉沉细,辨证为脾肾阳虚。《临证指南医案》提及"按脉濡弱,决非疏泄主治,议进陷者举之,从东垣补中益气汤"。对于气虚下陷而脱者,李东垣主张用补中益气汤。而该患儿以阳虚为主,用补中益气类方不能从根本上解决,故效果不佳。气虚和阳虚有什么关系呢?哪位同学来讲一讲?

李瑞琦:我之前查阅了一些资料。气虚指人体的精气不足,气化不及,脏腑功能衰弱,熏肤充身泽毛的作用虚损。气虚的表现主要为神疲乏力,少气懒言,简单说就是没力气、没精神、头昏、自汗等,这些症状在活动或工作时加重,舌淡苔白,脉虚弱无力。偏于元气虚者,可见生长发育迟缓、生殖功能低下等;偏于宗气虚者,可见动则心悸、呼吸气短等。

阳虚和气虚的显著不同点主要是温煦作用的差别。气有温煦人体的作用,阳气更有温煦人体的作用。但气虚没有明显的寒证,而阳虚必有寒证。气虚主要是脏腑功能衰弱,而阳虚则脏腑功能更为衰弱,如脾胃虚则为食少,倦怠,腹胀,而脾阳虚则为食少便溏,完谷不化。阳虚甚于气虚,如《素问·刺志论》曰"气虚者,寒也",后世也有虚不远寒之说。《内经》曰:"阳虚则寒。"因此,气虚和阳虚关键在于有无寒象。

王海云:《奇效良方》曰:"肛门之脱,非虚无故然哉,盖实则温,温则内气充,有气蓄;虚则寒,寒则内气馁而不能收。"由此可见,虚证脱肛的辨证论治不能简单地论以气虚下陷而脱。《景岳全书·杂证谟·脱肛》云"有因肾气本虚,关门不顾而脱者",结合该病案更应辨证为脾肾阳虚。

盛师:是的。若脱肛症见中气下陷、升举固摄乏力,则不可一味辨证为气虚下陷,更应仔细辨证论治,对症下药。

李瑞琦:《杂病广要》曰:"大凡脱肛,须以温汤浇令和软,然后摩挲而入,治法以温敛行之。具有产妇用力过多,及小儿叫号弩气,久痢不止,风邪袭虚,亦有此证。"辨证为脾肾阳虚,何不用补中益气汤加几味温药,而是选用附子理中汤加味?

连俊兰:若用补中益气汤加几味温药,则还是以补中益气为主,其次才是温肾散寒;而选用附子理中汤加味则恰好与之相反,且巧妙运用附子不失为大胆且合理之举。

白月双:明清医家陈士铎曾云:"人有脱肛者,一至大便,则直肠脱下,而不肯收,久则涩痛,人以为肠虚下陷也,谁知阳气之衰,不能升提乎。"应以温肾助阳为主,那何不用仲景方肾气丸加减呢?肾气丸既是温肾助阳的代表方之一,又为补性平和之方。

盛师:金匮肾气丸方中重用地黄滋阴补肾,填精益髓;因肝肾同源,互相滋养,故配山茱萸以补肝益肾,又因补益后天(脾)可以充养先天(肾),故取山药健脾以充肾,共同增强滋补肾阴的作用。但根据小儿的生理特点,肝常有余,脾常不足,此处重用地黄不合理,原方再配少量的桂枝、附子温补肾阳,意在微微生长肾中阳气,深寓"阴中求阳"的奥义,正如明代医家张景岳所说"善补阳者,必于阴中求阳,则阳得阴助而生化无穷"。该患儿已患病3年之久,急需助阳,应适当增加桂枝、附子用量。至于方中所配泽泻、茯苓是为渗湿利水,所配牡丹皮是为清肝泻火,与补益药相配,意在补中寓泻,以使补而不滞,而泽泻、牡丹皮性寒不适用。虽不能断定此方效果如何,但一定不是最适方。这里运用附子理中汤加味,就以治疗该患儿的方药为例,可以谈谈各自的理解。

连俊兰:附子理中汤一方,乃先后并补之方也。仲景之意,原为中土太寒立法,故以姜、术温燥中宫之阳;又恐温燥过盛,而以人参之微寒继之,有刚柔相济之意;甘草和之。本方原无附子,后人增之,更觉偏重下焦。古人既分三焦,上焦法天,以心肺立极;中焦法地,以脾胃立极;下焦法水,以肝肾立极。上阳、中阳、下阳,故曰三阳。而下阳为上、中阳之根,下阳本乎先天所生,中阳又是先天所赖,中阳不运,上下即不相交。

白月双:脾虚气陷则可能出现脱肛,命门火衰,阳不温散,阴寒内生,故形寒肢冷,精神委顿。舌淡,苔白,脉沉细,均为脾肾阳虚之表现。理中汤温补脾胃之阳,加附子温补脾肾之阳,故附子理中汤为先后天并补之剂。方中以附子温补脾肾,人参补气益脾,白术健脾燥湿,甘草和中补土,干姜温胃散寒。郑钦安在《医理真传》中云:"非附子不能挽救欲绝之真阳,非姜术不能培中宫之土气。"人参微寒,有刚柔相济之意;甘草调和上下,最能缓中。五味药配合得当,治疗中下焦虚寒、火不生土诸证。

王海云:此处附子理中汤加味,加黄芪、茯苓、山药温中散寒,补气健脾,加桂枝温中散寒,补火助阳,葛根升阳,枸杞子补肾。全方温补肾阳,健脾补肾,脱肛日渐好转。肾阳乃一身阳气之根本,故方中活用附子,温暖下焦,补肾散寒,可谓中鹄。

盛师:附子是中药四大要药(人参、石膏、大黄、附子)之一,又称"药中四雄",可见其之重要性。附子最大的功效在于温五脏之阳,尤以温肾阳为著。小儿为纯阳之体,临床用附子相对较少,但只要辨证为阳虚者,运用配伍得当,不仅疗效显著,还能救治急危重症。并且附子的炮制方式不同,药效亦有不同。谁来详细讲讲附子和干姜这两味药呢?

李瑞琦:附子主要有温阳、散寒、止痛之功效。善补命门之火,益五脏之阳，为温补命门之主帅，回阳救逆之要药。其性善走，无处不到，为温通十二经脉之要药。临床常用于亡阳脱阳，命门火衰，胸腹寒痛。可用于痹证、阳痿、水肿、休息痢、寒结便秘等证。附子生品有毒，多外用，经加工炮制后，降低毒性，便于内服。炮附片以温肾暖脾，补命门之火力胜，用于心腹冷痛，虚寒吐泻，冷痢腹痛，冷积便秘，或久痢赤白等。淡附片以回阳救逆、散寒止痛为主，用于亡阳虚脱、肢冷脉微、寒湿痹痛、心腹疼痛、阳虚水肿、阳虚感冒等。简单来说，就是回阳救逆生用，温补阳气炮用。现常见盐附子、黑顺片、白附片，可直接入药。该患儿用的附子均是家长自购的四川江油黑顺片，可直接先煎，或炮制后再煎，炮制后火力更胜。干姜具有温中、回阳、化饮之功效，擅长温脾胃，与附子同用则回阳救逆，临床常用于痰饮、咳喘、恶阻、虚寒出血等病症。回阳温中宜生用，止血宜炮焦用。《本草纲目》记载，干姜能引血药入血分，引气药入气分，又能去恶养新，有阳生阴长之意。凡人吐血、衄血、下血，有阴无阳者，亦宜用之，乃热因热用，从治之法也。该方中附子与干姜配伍之意，源于附子长于回阳救逆，止痛力强，走而不守，能通彻内外上下；干姜守而不走，可以固守附子之性，使其温中回阳之力增强，古人有"附子无姜不热"之说，且干姜可以降低附子的毒性。

盛师：学习了该医案，我们更要立足根本，重视辨证论治，切勿差之毫厘，而失之千里，要准确地开方用药，这是我们所有人的目标。并且要不断总结经验，回顾病程，仔细辨证论治，为更好地救治患儿打下坚实的基础，以此共勉。

（盛丽先诊治，连俊兰、李瑞琦整理）